Brigitta Horatschek
ISMAKOGIE VON A—Z

Brigitta Horatschek

Ismakogie von A–Z

NP
VERLAG
NIEDERÖSTERREICHISCHES PRESSEHAUS
ST.PÖLTEN—WIEN

3., überarbeitete Auflage, 1996

Verlag Niederösterreichisches Pressehaus
St. Pölten–Wien

Illustrationen:
Lore Schanzer, Mödling

Gesamtherstellung:
Niederösterreichisches Pressehaus
Druck- und Verlagsgesellschaft mbH
A-3100 St. Pölten, Gutenbergstraße 12

ISBN 3 85326 919 2

Inhalt

Ismakogie von A–Z

Vorwort

Die fortschreitende Technisierung hat unserem Leben viele Erleichterungen gebracht. Immer mehr Menschen können ihre Tätigkeit ohne besondere körperliche Anstrengung im Sitzen ausüben – doch gerade bei diesen häufen sich die Klagen vor allem über Beschwerden im Bereich des Schultergürtels und der Wirbelsäule.
Wir Ärzte bemühen uns zwar, durch Verbesserung der Arbeitsplatzgestaltung, Medikamente und physikalische Therapien zu helfen, nachhaltigen Erfolg werden wir jedoch nur dann haben, wenn die Betroffenen selbst aktiv dabei mitwirken.
Dazu muß ihnen zuerst die gewohnte falsche Körperhaltung bewußt gemacht und dann durch gezieltes Training korrigiert werden, auch der Bewegungsmangel verlangt einen Ausgleich.
Auf der Suche nach einem diesen Anforderungen entsprechenden Übungsprogramm für Siemens-Mitarbeiter absolvierte ich einen Ismakogie-Kurs bei Frau Brigitta Horatschek.
Es war für mich beeindruckend, wie die einfachen und vor allem schonenden Ismakogieübungen jeden Muskel, jedes Gelenk und schließlich die ganze Körperhaltung positiv beeinflussen.
Siemens-Österreich hat damals Frau Horatschek eingeladen, regelmäßig für Mitarbeiter Ismakogiekurse abzuhalten, die sich in der Zwischenzeit großer Beliebtheit erfreuen: alle Kursteilnehmer berichten über gesteigertes Wohlbefinden und einen deutlichen Rückgang früherer Beschwerden. Frau Horatschek versteht es durch ihr ausgezeichnetes Fachwissen und ihre liebenswerte Art hervorragend, selbst Skeptiker für die Ismakogie zu begeistern, und leistet damit einen wichtigen Beitrag für die Gesundheit unserer Mitarbeiter. Wir alle

könnten viele Beschwerden und aufwendige Therapien vermeiden, wenn wir lernen, auf diese Weise aktiv an unserer Haltung und unserer Gesundheit zu arbeiten.
Dieses Buch enthält eine Fülle von wertvollen und praktischen Anregungen dazu, und ich wünsche Frau Horatschek als Arzt und mittlerweile Ismakogie-Übender viel Erfolg damit.

Dr. Anton Richter
Betriebsarzt der
Siemens Aktiengesellschaft Österreich

Einführung

Was ist Ismakogie?

Ismakogie ist eine aufbauende Körperhaltungs- und harmonische Bewegungslehre für Gesundheit, Wohlbefinden und gutes Aussehen. Die Muskeln werden dabei bewußt erlebt und zu einer ebenso harmonischen wie gesunden Funktion geführt, indem sie willentlich überall und zu jeder Zeit in ihrer natürlichen Arbeitsweise eingesetzt werden.
Das Ziel besteht darin, den Körper richtig zu halten, sich schön, gesund und richtig zu bewegen. Man lindert bzw. verhindert mit *Ismakogie* Haltungsschäden, Wirbelsäulenbesschwerden und Verspannungen im Schulter- und Rückenbereich. Fuß- und Gelenksbeschwerden wird der Kampf angesagt. Der Kreislauf, und damit auch die Durchblutung, sowie der Stoffwechsel werden auf natürliche Weise aktiviert.
Durch das bewußt langsame und konzentrierte Ausführen und das gedankliche Mitverfolgen der Muskelbewegungen wird die Konzentration gesteigert. Man wird ruhiger, das Selbstbewußtsein wächst. Es stellt sich ein wunderbares Körpergefühl ein, und durch die positive Einstellung fühlt man sich sichtlich wohler.
Ismakogie steigert die Lebensfreude, was zu einer höheren Lebensqualität beiträgt. Durch das Aktivieren und Beleben der Gesichtsmuskulatur wirkt sie einer gewissen Schlaffheit der Haut und störenden Falten entgegen. Sie lehrt uns auch wieder das Lächeln. Einem guten, ja strahlenden Aussehen steht nichts mehr im Wege.

Ismakogie — ein Kunstwort

Entwickelt hat diese Lehre Frau Prof. Anne Seidel. Sie hat in jahrzehntelangen mühevollen Studien in Anatomie und am Menschen selber die Bewegungen und Haltungen beobachtet und somit die Grundlagen der Lehre geschaffen.
Das Wort »Ismakogie« ist ein Kunstwort. Es faßt mehrere Begriffe zusammen und stellt die Abkürzung dar von das *Ideale inner*körperliche *schwingungs*rhythmische *Muskel*training für das *Alltags*leben, um die *körper*eigenen Haltungs- und Bewegungsabläufe harmonisch zu *ordnen* …

Der Zweck dieses Buches

In meinen *Ismakogie*-Kursen wurde ich immer wieder gebeten, Übungen für ganz bestimmte Lebensbereiche, sei es für den privaten, sei es für den beruflichen, zu empfehlen. Dieser Anregung habe ich mit diesem Buch Folge geleistet. Das Anwendungsgebiet der *Ismakogie* ist praktisch unbegrenzt, da man die Übungen in fast jeder Situation ausführen kann. Sie sind für jedermann gedacht, unabhängig von Geschlecht und Alter. Dabei wird in jeder Kleidung geübt.

Der große Vorteil besteht darin, daß die Übungen — von der Umgebung unbemerkt — ohne Zeitaufwand in den Tagesablauf eingebaut werden können.

Der Übungsteil beginnt mit den Grundhaltungen, wie Sitzen, Stehen, Liegen, und dem Bodenkontakt und führen dann von den Füßen aufwärts zum Gesicht. Es ist von besonderer Wichtigkeit, die Übungen aufmerksam zu lesen, und nicht minder wichtig ist es, sie auch oftmals auszuführen.

Abschließend sei darauf hingewiesen, daß Wiederholungen, vor allem Beschreibungen anatomischer Gegebenheiten, nicht zu vermeiden waren, weil sie unerläßlich sind. So wird zum Beispiel die Atmung nicht nur im Abschnitt 6.3 behandelt, sondern auch unter 6.4 und 8.

Wien, im Sommer 1990 Brigitta Horatschek

Ismakogie
in allen Lebenslagen und Lebensbereichen

Wir sind es unserem Körper schuldig, ihn beweglich zu erhalten und nicht verkümmern zu lassen. Schlimm wäre es, erst dann auf ihn zu achten, wenn es da und dort »zwickt«.
Als Beispiel seien die Füße angeführt. Schmerzen sie, werden wir uns der Zehen, der Fersen, der Sprunggelenke oder der Fußgewölbe erst wieder so recht bewußt — leider!
Lassen Sie nie Langeweile aufkommen in Ihrem Alltagsleben und bedenken Sie, daß es viele Übungen gibt, die Ihren Körper in Form bringen, Ihr Aussehen verbessern und Ihr Wohlbefinden steigern — von den Zehen angefangen über die Beine, das Becken, die Wirbelsäule, die Schultern, Arme und Finger bis hinauf zum Gesicht. Überall und zu jeder Zeit können Sie üben, und kaum jemand wird es bemerken.
Für folgende Situationen und Lebensbereiche finden Sie Übungsbeispiele in diesem Buch:

ÜT 2 Ob Sie in Ihrem *Bett* **liegen** oder auf einer *Campingliege im Garten*, ob im *Solarium* oder am *Strand*, wenn Sie *nicht einschlafen* können oder unter *Schlafstörungen* leiden — Ismakogie hält eine Vielzahl von Übungen für Sie bereit.

ÜT 3 Fesselt eine *Krankheit* Sie für längere Zeit ans Bett, sind die Fuß- und Zehenübungen zur Belebung der Füße besonders zu empfehlen.

ÜT 6.4 Bauchmuskelübungen in Verbindung mit der Atmung regen hingegen die Verdauung an.
Vor dem *Aufstehen am Morgen* bereiten Sie sich noch im Liegen auf den Tag vor, indem Sie Übungen für die diversen Körperpartien ausführen.

ÜT 2 Vor allem die Ferse-lang-Übungen sollten Sie beachten, da sie den Kreislauf in Schwung bringen.

ÜT 2; 12 Wenn Sie dann noch auf Gesichtsübungen nicht verzichten, sind Sie für den Tag gerüstet.

Im Badezimmer

Beginnen Sie den Tag nie mißmutig! Was immer er auch bringen mag, Sie treten lächelnd vor den Spiegel des Badezimmers, öffnen weit die Augen und strahlen sich so richtig an. Sie werden sehen, um wieviel wohler Sie sich dann fühlen, und Sie finden sich selbst gleich viel sympathischer.

ÜT 6.2; 6.3 Achten Sie beim *Waschen* und *Zähneputzen* stets auf die richtige Beckenhaltung und darauf, daß der Beckenboden muskulär gehalten wird. Die Gesäßmuskulatur wird in Richtung Kniekehlen gezogen, und auch die Bauchmuskeln werden hochgezogen gehalten.
Beim *Gesichtwaschen* keine Falten ziehen!

ÜT 3; 4.2 Auch in der *Badewanne* können Sie viele Übungen ausführen, sofern es der Platz erlaubt. Sie können mit den Zehen und den Sprunggelenken üben, desgleichen mit der Oberschenkel-muskulatur, indem sie die innere Muskulatur nach oben und nach außen drehen, die äußere jedoch nach unten zueinander-führen.
Weiters Übungen für
ÜT 6.3 Beckenboden
ÜT 6.4 Bauchmuskeln
ÜT 10.2 Hand und Finger und immer wieder
ÜT 12 Gesichtsmuskelübungen.

Wenn Sie *duschen* und das Wasser den Rücken hinunterfließt, können Sie das angenehme Loslassen der Muskelzüge üben oder die Muskeln in der Gegenrichtung aktivieren, indem Sie über verstärkten Bodenkontakt den Muskelaufwärtszug bis zur Streckung der gesamten Wirbelsäule führen.
Das gleiche beim *Brausen* vorne am Körper, die Bauchmuskeln dabei hochziehen. Das Gesicht zeigt auch beim Brausen ein Lächeln.

ÜT 10.1 Beim **Frisieren, Eincremen des Gesichts** und beim **Schminken** ist das richtige Heben und Halten der Arme besonders zu beachten: Erst die Oberarme seitwärts hocheben — die Unterarme folgen nach —, so daß die Handflächen von oben zu den Schultern weisen, die Ellbogen zeigen dabei nach außen. Die Schulterblätter weisen zueinander, und der Rücken ist schlank gehalten. Diese Armhaltung sollte zur Gewohnheit werden für alle Tätigkeiten im Kopfbereich.
Der Kopf soll im Hals-Kinn-Bereich im rechten Winkel auf der muskulär aufrecht gehaltenen Halswirbelsäule getragen werden. Diese Kopf- und Armhaltung ist ideal anzuwenden, wenn Sie sich im Gesicht eincremen, die Haare hinten frisieren oder im Nacken ein Kleid schließen.

Völlig falsch wäre es, wenn die Ellbogen nach vorne zeigten und Sie sich mit den Händen am Kopf hinten frisierten. Dann weicht der Kopf nämlich nach vorne aus, und die Halswirbelsäule kommt in eine Fehlhaltung. Die Schulterblätter sind auseinandergezogen, der Rücken rundet sich, der Brustkorb wird eingeengt, und die weibliche Brust ist nicht mehr muskulär gehalten.

Wie trägt man ein Kleid, einen Hut, eine Tasche?

In schlampiger, schiefer Körperhaltung im Stehen oder in einer in sich zusammengesunkenen Haltung im Sitzen kann selbst das *teuerste Kleid*, der *bestausgeführte Anzug* nicht zur Geltung kommen.

ÜT 1.1—1.7; ÜT 9

Wenn ein Mann in sich zusammengesunken dasitzt, hebt sich das Sakko oft bis zum Hals hoch und zieht viele Falten. Kein Dekolleté bei einem Dirndl oder Cocktailkleid kann schön in der Kontur sein, wenn die Schultern entweder hochgehoben werden oder ein Rundrücken geformt ist und dabei die Schultern nach vorne gezogen sind.

ÜT 11.1

Ein *Hut* wirkt viel eleganter, wenn auf der muskulär aufgerichteten Halswirbelsäule der Kopf muskulär gehalten und auf den Hals-Kinn-Winkel geachtet wird. Nicht die Schultern anheben, so daß der Kopf absinkt, und den Kopf auch nicht nach vor hängen lassen!

Ebenso wenig elegant wirkt es, wenn man die *Tasche* gleich einer Last auf der Schulter oder in der Hand trägt. Daraus resultieren nur Haltungsschäden.

In allen diesen Fällen kommt es eben darauf an, den Körper muskulär zu halten und auf einen harmonischen, elastischen und aufrechten Gang zu achten.

ÜT 12.1

Beim Tragen einer Brille

Sie sollten sich niemals scheuen, eine Brille zu tragen, wenn es erforderlich ist. Das tut Ihrer Schönheit keinen Abbruch und ist allemal besser, als die Augen zusammenzukneifen und dabei Falten zu schieben. Aus demselben Grund ist bei starker Sonneneinstrahlung eine Sonnenbrille empfehlenswert.

Wenn Sie nun eine Brille tragen, so können Sie mit den Muskeln unterhalb der Brille, wie sie Ihre Augen umrahmt,

viele Übungen machen. Denken Sie zum Beispiel den Brillensteg in Höhe der Nasenwurzel in der Mitte langsam auseinander, in Richtung Augenbrauen: das glättet die »Zornfalten«. Oder Sie ziehen die Muskeln unter dem oberen Brillenrand von innen langsam schräg nach außen in Richtung Haaransatz. Das gleiche können Sie auch mit den Muskeln unter dem unteren Brillenrand machen.
Eine gute Übung ist auch, die Muskeln unter dem Brillenbügel von den Augenwinkeln langsam muskulär zum Haaransatz und weiter muskulär hinter die Ohren zu führen.

Bei der Arbeit im Haushalt

ÜT 1.8—1.10 Bei *Wartezeiten im Geschäft* belasten Sie nicht abwechselnd das eine, dann das andere Bein, sondern bleiben Sie auf beiden Beinen stehen und aktivieren und halten die Wirbelsäule und die Körpermitte muskulär. Sie können sanft und kaum merkbar schwingen, das bekämpft die Ungeduld.

ÜT 9; 5.1 Beim *Einkaufen* achten Sie bitte auf das richtige Heben und Tragen der Taschen und nicht minder darauf, daß Sie muskulär aufrecht gehalten die Stufen hinauf- und hinuntergehen.

ÜT 1.10 Beim *Geschirrabwaschen* oder beim *Kochen* können Sie über bewußt gehaltenem Bodenkontakt über die Fußaußenränder langsam schwingen, ebenso bei Tätigkeiten, die Sie von links nach rechts oder umgekehrt ausführen.

ÜT 6.4 Wenn Sie etwas umrühren, denken Sie daran, daß einmal der rechte und dann wieder der linke Oberarm umrührt. Ziehen Sie die Bauchmuskeln hoch und schwingen beim Kartoffelschälen und Gemüseputzen.
Wenn Sie *Wäsche aufhängen* oder etwas nach *oben legen* bzw. *von oben nehmen*, so achten Sie darauf, daß immer zuerst der Oberarm gehoben wird und erst dann der Unterarm.

ÜT 1.10 Auch beim *Bügeln im Stehen* können Sie über die Bodenkontaktpunkte mit den Bügelbewegungen langsam mitschwingen, und vergessen Sie nicht, daß es vor allem der Oberarm ist, der bügelt, und nicht der Unterarm.
Beim *Nähen* oder bei *sonstigen Arbeiten*, die Sie im *Sitzen* auf Ihrem Schoß ausführen, stellen Sie die Füße auf einen

Schemel, damit Sie sich nicht zu weit hinunterbeugen müssen und dabei einen Rundrücken machen und den Brustkorb einengen.

Bei der Arbeit im Sitzen können Sie Sprunggelenks- und
ÜT 3 Zehenübungen einschieben und die »Venenpumpe« ausprobieren.

Beim *Fensterputzen, Staubwischen* und *anderen Reinigungsarbeiten* denken Sie an alle Haltungsübungen und
ÜT 6 vor allem daran, die Körpermitte muskulär zu halten.

Wenn Sie beim Fensterputzen über die muskulär gehaltene Körpermitte den Oberarm aus dem Schultergelenk heben, führen Sie alle Bewegungen bewußt mit dem Oberarm aus.

Auch beim *Staubsaugen* können Sie verschienene Übungen kombinieren. Achten Sie wieder auf die gehaltene Körpermitte, ziehen Sie die Gesäßmuskulatur nach unten und gehen Sie mit geradem Rücken in Schrittstellung. Die Saugbewegung führen Sie vor- und zurückschwingend aus: Nach vor schwingen, mit dem Oberarm das Saugrohr wegschieben, dabei langsam einatmen. Beim Zurückschwingen das Rohr heranziehen, den Bodenkontakt einsetzen, langsam ausatmen, die Leibesöffnungen schließen und nach vorne denken, die Bauchmuskeln hochziehen und die Schulterblätter zueinanderführen. Sie können die Arbeit einmal mit dem rechten, dann wieder mit dem linken Arm ausführen.

Alle diese Übungen wollen oftmals wiederholt sein, damit sie in Fleisch und Blut übergehen. Doch es lohnt die Mühe, denn sehr bald schon werden Sie merken, daß Sie bei der Hausarbeit weniger rasch ermüden. In jedem Fall aber helfen sie, Haltungsbeschwerden vorzubeugen.

Für Manager und Persönlichkeiten des öffentlichen Lebens

Manager sind einem permanenten Erfolgs- und Leistungsdruck ausgesetzt, Zeit ist für sie Mangelware. Da gilt es Konferenzen vorzubereiten und eine Vielzahl von Gesprächen zu führen. Repräsentationspflichten müssen erfüllt und abendlichen Einladungen Folge geleistet werden. Im Gespräch, in Diskussionen hängen Erfolg und Mißerfolg von der Überzeugungskraft des Managers ab: Streß und

Verantwortung also prägen seinen Alltag. Und dabei soll der Manager noch gut aussehen, ruhig und selbstbewußt sein, kurzum sympathisch wirken! Wie soll das der Körper verkraften?

Ähnlich ergeht es den Persönlichkeiten, die im öffentlichen Leben stehen, Politikern, Schauspielern, Fernsehsprechern und -sprecherinnen, Sängern usw. Wie sie auftreten, darauf wird in besonderem Maße geachtet, und stets sind sie der Kritik ausgesetzt. Gute Haltung, gutes Aussehen und gutes Auftreten sind für diese Menschen eine Verpflichtung.

Ismakogie kann dabei sehr hilfreich sein. Sie hält Übungen bereit zur Korrektur fehlerhafter Körperhaltung und unvorteilhafter Bewegungsabläuf, so daß der Körper geordnet und auf Dauer gefestigt wird und die Bewegungen zwar ausdrucksstark sind, aber harmonisch und anmutig wirken. All das trägt zur positiven Ausstrahlung bei.

Voraussetzung für ein *gutes Aufteten* in der Öffentlichkeit sind Übungen zur Festigung der Grundhaltungen — richtiges, gesundes, aufrechtes

ÜT 1.1—1.7 Sitzen
ÜT 1.8—1.10 Stehen und
ÜT 5 Gehen.

Das Gesicht nicht verkrampfen, nicht dem Blick des Gesprächspartners ausweichen, sondern ihm bewußt in die Augen schauen und dabei lächeln. Die geordnete Körperhaltung bewirkt, daß Sie Sicherheit ausstrahlen. Man hat das Gefühl, sich in allen Situationen auf Sie verlassen zu können. Verabschieden Sie sich auch nie mit einem flüchtigen Händedruck. Legen Sie hingegen Ihre Hand fest so in die des Partners, daß die Daumenbogen einander berühren.

Im Büro

ÜT 1.1—1.7 Bei Arbeiten, die Sie am *Schreibtisch* verrichten, ist es besonders wichtig, eine aufrechte Körperhaltung einzunehmen und — wenn irgend möglich — den Bodenkontakt einzusetzen. Also mit gerader, aufrechter Wirbelsäule und hochgezogener Bauchmuskulatur sich aus dem Hüftgelenk vorbeugen zum Schreiben, in dieser Haltung dann auch verbleiben und nicht schief auf einem der beiden Sitzknorren

sitzen. Das ist auch beim Maschineschreiben zu beachten. Eine Unsitte beim *Telefonieren* ist es, den Hörer zwischen Kopf und Schulter einzuklemmen. Wenn Sie nämlich die Minuten zusammenrechnen, die Sie in dieser Haltung verbringen, darf es Sie nicht wundern, daß sich im Nacken- und Halsbereich allmählich Beschwerden einstellen. Versuchen Sie bei längeren Telefonaten daher, den Hörer aus der geraden Körper- und Wirbelsäulenhaltung einmal links, dann wieder rechts mit der Oberarmmuskulatur zu heben und zu halten.
Ein *Computer* steht heute in fast jedem Büro. Wer darauf arbeitet, von dem wird besondere Konzentrationsfähigkeit verlangt. Diese wiederum wird durch eine fehlerhafte Körperhaltung stark beeinträchtigt. Um Verspannungen im Schultergürtel und vorzeitiger Ermüdung vorzubeugen, ist aufrechtes, muskulär gehaltenes Sitzen oberstes Gebot.
Auch der Kreislauf wird durch das lange Stillsitzen immer träger und durch das konzentrierte Lesen und Schreiben die Atmung oberflächlich. Der Körper erhält zuwenig Sauerstoff — die bekannte Folge: Nachlassen der Konzentrations- und Leistungfähigkeit.
Ismakogie kann mit einem gezielten Übungsprogramm hier Abhilfe schaffen. Nachstehende Übungen finden Sie im Übungsteil dieses Buches:

ÜT 1.1—1.7 Die Bodenkontaktpunkte der Reihe nach langsam in den Boden drücken, dann lösen und immer den Muskelaufwärtszug im Körper erfühlen

ÜT 3.1 Zehenübungen zur Stärkung und Belebung der Fußmuskulatur

ÜT 3.2 Aktivieren der Fußgewölbe

ÜT 3.3 Beleben der Sprunggelenke

ÜT 3.3 Übungen für die Unterschenkelmuskulatur zwecks Durchblutung der Beine

ÜT 3.3 »Venenpumpe«

ÜT 4.1—4.2 Sanfte Übungen zur Belebung der Kniegelenke und der Hüftgelenke

ÜT 4.2 Übungen zur Straffung und Kräftigung der Oberschenkel

ÜT 6	Übungen für die richtige Beckenhaltung und zur Festigung der Beckenbodenmuskulatur
ÜT 6	Übungen zur Kräftigung der Bauchmuskeln und der Körpermitte (das »Hochziehen«)
ÜT 7	Übungen mit der Wirbelsäule für die richtige, aufrechte Körperhaltung
ÜT 7	Muskuläre Streckung der Wirbelsäule vom Bodenkontakt aufwärts
ÜT 7	Entlasten der Bandscheiben
ÜT 7	Stärken der Rückenmuskulatur
ÜT 8.2	Muskuläres Halten und Bewegen des Brustkorbs im Einklang mit der Atmung
ÜT 9; 11	Sanfte Übungen, um Verspannungen im Nacken- und Schulterbereich zu lösen
ÜT 10	Oberarm-, Unterarm-, Hand- und Fingerübungen
ÜT 11	Das Bewußtwerden der richtigen Haltung der Halswirbelsäule und in Verbindung damit das muskuläre Halten des Kopfes
ÜT 12	Lernen Sie, die Stirn zu erfühlen, sie nicht zu verspannen und keine Falten zu ziehen; die Stirn glätten und die Augenbrauen nicht verschieben
ÜT 12	Übungen zur Festigung der Gesichtsmuskeln
ÜT 12	Den Unterkiefer halten lernen
ÜT 12	Über die Zunge Streckung erfühlen, das Kinn nicht verspannen
ÜT 12	Die Lippen nicht zusammenpressen
ÜT 12	Die Muskeln um die Ohren beleben
ÜT 12	Aktivieren der Augen und der Augenmuskulatur

ÜT 1.8—1.10; 7; 9; 11

Bei berufsbedingten Fehlhaltungen des Körpers
Bei Zahnärzten, Dentisten und überall dort, wo Arbeiten in einseitiger Körperhaltung verrichtet werden, kommt es sehr häufig zu Muskelverspannungen. Kopf, Halswirbelsäule und Schultern neigen sich nach einer Seite, eine Schulter ist tiefer gehalten *Ismakogie* hält ausgleichende und haltungskorrigierende Übungen dagegen bereit.

Dasselbe gilt für **Verkaufspersonal, Mitarbeiter** von **Kaufhäusern**, **Versicherungen**, in **Bürohäusern** usw. Großbetrieben kann nur empfohlen werden, zur Festigung der Haltung und des Bewegungsapparats und für einen besseren optischen Gesamteindruck *Ismakogie*-Übungen in ihr Ausbildungsprogramm aufzunehmen.
Wenn ein Kunde in ein Geschäft kommt und von einer Verkäuferin oder einem Verkäufer mit verschränkten Armen, einem Rundrücken, nach vor fallenden Schultern oder hängenden Armen, die sich unter dem Bauch verbinden, empfangen wird, so macht das gewiß keinen guten ersten Eindruck, wirkt keinesfalls verkaufsfördernd. Gegen derart schlechte Haltung wirken Übungen, welche die Muskeln beleben und funktionstüchtig erhalten. Die gute Haltung wird wieder aufgebaut.

ÜT 12

Besonders hinzuweisen ist in diesem Zusammenhang auch auf die formerhaltenden Gesichtsübungen, die das Aussehen verbessern.
Man fühlt sich wohler und hat mehr Freude an der Arbeit, die Beschwerden des Körpers klingen mit der Zeit ab.

ÜT 1; 2; 5

Für Kinder und Jugendliche
Die Eltern sollten bei ihren *Kindern* unbedingt auf die richtige, gute Körperhaltung achten. Nach Eintritt in die Schule kann es durch einseitiges Tragen der Schultasche sowie durch falsches einseitiges Sitzen mit Rundrücken in der Schule und zu Hause bereits zu Schäden am kindlichen Knochenbau und zu Haltungsschäden kommen. Dem Kind bzw. dem Jugendlichen sollte der Unterschied zwischen ungesunder, falscher und unschöner Haltung und richtiger, gesunder und schöner Körperhaltung nahegebracht werden.

Einfache Übungen stärken die Muskulatur um das Skelett, die Körperhaltung ist in jungen Jahren noch leichter zu korrigieren und muskulär zu festigen.
Den *Jugendlichen* müßte klarer bewußtgemacht werden, wie wichtig es ist, den Körper geordnet zu halten und zu bewegen. Junge Menschen, die mit vorgebeugtem, rundem Rücken und hochgezogenen Schultern auf der Straße gehen, die Füße beim Gehen kaum vom Boden heben, sondern sich geradezu dahinschleppen, die Füße schleifen, als trügen sie schwere Lasten, strahlen keinerlei Jugendlichkeit und Dynamik aus. Sie wirken eher verbraucht, alt und kraftlos.
Auch im Stehen und Sitzen werden häufig sehr schlampige und ungesunde Körperhaltungen eingenommen.
Mit *Ismakogie* kann geholfen, vieles grundlegend verbessert werden.

In der Freizeit
Sind Sie nach einem harten Arbeitstag *müde und abgespannt*, dann ist es ganz und gar nicht empfehlenswert, sich zusammengekrümmt in einen Fauteuil zu setzen, um auszuruhen. Da werden die Wirbelsäule und die Gelenke ungünstig belastet, die inneren Organe zusammengedrückt. Die zur Erholung und zum Regenerieren so wichtige sauerstoffreiche Atmung ist eingeschränkt. All das wirkt sich negativ auf den Kreislauf und das Gesamtbefinden aus. Man wird dadurch nur noch müder, der Körper eher noch schlaffer. Dagegen können Sie sich wunderbar erholen, wenn Sie sich

ÜT 2

flach, hinlegen, gleichgültig wo, sei es auf dem Teppich, auf dem Boden oder im Bett.
Probieren Sie es aus: Sie liegen auf dem Rücken, der Körper ist in dieser Lage geordnet. So kann der Atem besser und ungehindert ein- und ausströmen, der Körper kann sich rascher erholen.
Beim Fernsehen sollten Sie nicht nur auf den Bildschirm starren, sondern immer wieder bewußt mit den Augen auch alles links, rechts, ober- und unterhalb des Fernsehgeräts wahrnehmen. Sie sollten Ihre Augen trainieren, wie im Abschnitt 12 des Übungsteils beschrieben. Dabei sollten Sie ebensowenig lümmeln, sondern Ihre Körperhaltung

korrigieren und öfter verschiedene Körperbereiche trainieren.

ÜT 5 Unternehmen Sie einen *Schaufensterbummel*, gehen Sie *spazieren*, dann sollten Sie an das bewußte, aufrechte Gehen denken, verschiedene Muskeln gezielt einsetzen und — lächeln. Einige Meter sollten sie mit gedanklich hochgezogenem After und Harnschließmuskel gehen. Den Beckenboden beim Gehen nach vorne denken oder das Steißbein nach unten.

Auch beim *Wandern* oder bei einem Waldspaziergang können Sie auf diese Art üben. Im Wald sollten Sie auch bewußtes Schauen trainieren, außerdem die Oberschenkel bewußt heben, wenn Sie über einen Ast oder ein anderes Hindernis steigen müssen.

ÜT 1.1—1.7 Beim *Friseur* oder bei der *Friseurin* können Sie in geordneter und aufrechter Haltung sitzen. Während Ihre Haare gepflegt, Ihre Frisur verschönert wird, können Sie so manches unbemerkt üben. Im Übungsteil finden Sie genauere Hinweise und Anleitungen, z. B. wie Sie

ÜT 3; 4 mit den Füßen und Beinen üben,

ÜT 6 mit dem Beckenboden muskulär üben, ihn halten können, die Bauchmuskeln hochziehen,

ÜT 7 die Wirbelsäule langsam strecken und lösen,

ÜT 8 den Brustkorb vorne weiten und die Schulterblätter und den Rücken schmal führen,

ÜT 10.2 auch Hand- und Fingerübungen ausführen können.

ÜT 12 Um Ihr gesamtes Erscheinungsbild zu verbessern, sollten Sie auf die belebenden und formenden Gesichtsübungen nicht vergessen.

ÜT 1.8; 6; 7 Für die Friseurin selbst wären allerdings eine Haltungskontrolle und -korrektur sehr wichtig. Bei langem Stehen und Nach-vor-Neigen zur Kundin sollte besonders auf einen muskulär gehaltenen Beckenboden, eine aufrecht gehaltene Wirbelsäule und eine zur Mitte hochgezogene Bauchmuskulatur geachtet werden.

ÜT 1; 7; 8 Wenn Sie ausgehen, im *Theater*, *Konzert*, in der *Oper* oder im *Kabarett*, aber auch in einem *Warteraum* können Sie unbemerkt üben, schon wenn Sie Ihren Körper beim Sitzen muskulär ordnen und halten. Sie können aber auch langsam mit den Beckenbodenmuskeln üben oder Ihre Bauchmuskeln

hochziehen. Sie können Ihre Wirbelsäule unten sanft strecken und wieder loslassen oder die Schulterblätter zueinanderziehen. Ebenso lassen sich zahlreiche Fingerübungen unbemerkt langsam ausführen. Auch können Sie die Hände muskulär über den gestreckten Mittel- oder den kleinen Finger mit der Handfläche nach oben drehen oder innerkörperlich, rein gedanklich, mit einer harmonischen Musikbegleitung schwingen oder kreisen.
Auch können Sie Ihre Wirbelsäule gedanklich umkreisen, von der Lendenwirbelsäule unten langsam rund um die Wirbelsäule nach oben und danach die gleiche Übung anders herum.
Weiters können verschiedene Gesichtsübungen mit einem sanften Lächeln ganz unbemerkt ausgeführt werden.

Beim *Cocktail*, bei einem *Empfang*, bei *Besichtigungen* oder *Vernissagen*, in einer *Pause*, auf einem *Ball* sowie einer anderen Veranstaltung oder wenn Sie *Gäste haben:* Sie können in einer kleinen Schrittstellung stehen und ziehen die Fersen gedanklich-muskulär zueinander, die Ballen gleichzeitig gedanklich-muskulär auseinander. Dabei bewegen Sie die Oberschenkelmuskel mit. Sie können aber auch die Beckenbodenmuskeln körpereinwärts und die Bauchmuskeln hochziehen. Wenn Sie dabei immer lächeln, wird niemand bemerken, daß Sie üben.
Die Schultern nach hinten und unten führen, die Schulterblätter unten langsam zueinander. Nie das Lächeln vergessen!

Wenn Sie sich mit jemandem unterhalten, können Sie völlig unbemerkt mit Ihren Augen von der Nasenwurzel Ihres Gesprächspartners über den Nasenrücken konzentriert bis zu dessen Nasenspitze schauen. Sie können dabei bemerken, daß Ihre Gesichtsmuskeln oben gehalten werden, Ihre Stirn geglättet ist. Schauen Sie mit Ihren Augen von der Nasenspitze Ihres Gegenübers langsam hinauf zu dessen Nasenwurzel, dabei wandern Ihre eigenen Gesichtsmuskeln nach unten.

ÜT 12 Üben Sie viel mit Ihren Gesichtsmuskeln, um das Gesicht zu erfrischen.

ÜT 1.7 Im *Restaurant*, in einem *Kaffeehaus*, beim *Heurigen*, wenn Sie lange an einem Tisch sitzen, sollten Sie besonders beachten, daß Sie sich beim Essen mit gerader Wirbelsäule aus dem Hüftgelenk zum Tisch vorneigen. Auch sollten Sie sich in gerader Haltung mit muskulär gehaltener Körpermitte jeweils nach links oder rechts Ihrem Gesprächspartner zuwenden. Die Oberarme sollten dabei nicht an den Körper gedrückt sein.
Unter dem Tisch können viele Fußübungen unbemerkt ausgeführt werden:

ÜT 1.4 Zum Beispiel die Ferse langziehen, einmal mit dem linken, dann mit dem rechten Fuß.

ÜT 3 Übungen mit dem Sprunggelenk und für das Fußgewölbe sind möglich, auch Venenpumpenübungen durch das Heben und Senken des Vorfußes.
Bei einem Handkuß soll die Dame den Arm leicht vom Oberarm aus heben, nicht den Unterarm allein hochschieben. Das sieht sonst schüchtern aus.

Bei *Besichtigungen und Vernissagen* hängen zu besichtigende Gemälde oft hoch, oder man bewundert Deckenfresken oder Glasfenster. Dabei wird der Kopf nach hinten geneigt, die Halswirbelsäule wird gekrümmt, der Halsbereich vorne
ÜT 6 gedehnt. Da hilft es, in Schrittstellung zu stehen, die Beckenhaltung zu korrigieren, die Beckenbodenmuskeln hochzuziehen und zu halten. Die Schultern sollten Sie dabei nach hinten unten führen, die Schulterblätter zueinander und halten. Beim Hinaufschauen denken Sie die Gesäßmuskeln am besten Richtung Kniekehle und beugen die Knie ein wenig nach vorne. Sie entlasten damit die Halswirbelsäule sowie die Nacken- und Schulterpartie.

Arbeiten Sie im Garten, sollten Sie sich beim Heranführen des Rechens oder des Rasenmähers an das Ausatmen und das Hochziehen der Bauchmuskeln erinnern, ähnlich wie beim Staubsaugen. Schneiden oder pflücken Sie etwas an hohen Bäumen und Sträuchern, dann sollten Sie den Beckenboden und die Bauchmuskeln muskulär aktivieren, über die muskulär gehaltene Körpermitte und den Brustkorb beim Heben der Arme immer zuerst den Oberarm aus dem

Schultergelenk nach oben heben. Erst dann folgen Unterarm und Hand.
Gießen Sie den Garten mit dem Wasserschlauch, den Sie mit aktiver Oberarmmuskulatur in der Hand halten, so können Sie viele Übungen ausführen. Beispielsweise mit den Bauchmuskeln, den Öffnungen im Beckenboden, weiters Atemübungen, Gesichtsmuskelübungen und zahlreiche andere, bei den Grundübungen beschriebene.

ÜT 12 Besonders zu empfehlen sind im Grünen *Augenübungen*: nah- und fernschauen usw. Das Lächeln nie vergessen.
Sie können gleichfalls mit den Ohren üben, bewußt dem Vogelgezwitscher aus verschiedenen Richtungen lauschen.
Sie sollten im Garten außerdem die Gelegenheit nützen und barfuß gehen. Die Fußmuskeln werden durch die Unebenheiten des Naturbodens mehr gefordert. Gehen Sie öfter bewußt aufrecht, muskulär gehalten, mit verschiedenen Muskeleinsätzen über die Wiese.

ÜT 5 Beim *Gehen* die Oberschenkelführung beachten, über die Fußpunkte langsam abrollen, die Körperstreckung und -beugung erfühlen.
Ebenso sollen Sie den Beckenboden aktivieren und halten. Durch muskuläres Aktivieren der Körpermitte sollten Sie auch den Brustkorb bewußt halten oder die Schulterblätter zueinanderführen und den Rücken schlank halten. Aus der muskulär gehaltenen Lenden-, Brust- und Halswirbelsäule langsam einmal nach rechts, einmal nach links mit weitgeöffneten Augen bewußt in die Natur schauen.

ÜT 1.11 Beim *Niederbücken* aus der Schrittstellung auf die muskulär gehaltene Beckenboden- und Bauchmuskulatur achten. Die Gesäßmuskulatur in Richtung Knie führen, Knie nach vorne beugen und sich — immer aus den Hüftgelenken und mit geradegehaltener Wirbelsäule — bücken.
Liegen Sie in der Sonne, können Sie für Ihren Körper und Ihr Gesicht viele Übungen ausführen.

Betreiben Sie Sport, können Sie Ismakogie-Übungen in Ihre Sportart einbauen.

ÜT 1.1 Denken Sie bei *gymnastischen Übungen* vor allem an den bewußten Bodenkontakt. Die Beckenbodenmuskeln aktivieren und halten, das Gesicht auch bei anstrengenden

Übungen nicht verkrampfen, sondern zu lächeln versuchen.

ÜT 6 Beim *Laufen* oder *Joggen* achten Sie besonders auf den muskulären Halt der Beckenbodenmuskulatur sowie auf das bewußte Schließen der Leibesöffnungen, ebenso auf das muskuläre Hochziehen und Halten der Bauchmuskeln.

Beim Laufen die Arme nicht an den Brustkorb drücken. Versuchen Sie beim Laufen, die Handflächen über die gestreckt gehaltene Kleinfingerkante nach oben zu drehen und zu halten. Der Oberkörper und das Gesicht werden dadurch muskulär oben gehalten. Die Gesichtsmuskulatur beim Laufen nicht verspannen, sondern lächeln.

ÜT 6 Beim *Radfahren* achten Sie beim Nach-vorne-Schauen auf die Halswirbelsäule und auf die aktiv gehaltene Beckenboden- und hochgezogene sowie gehaltene Bauchmuskulatur. Wenn möglich, muskulär gehalten aufrecht auf dem Rad sitzen.

Auch beim *Eislaufen und Schifahren* die Beckenboden- und Bauchmuskeln aktivieren, halten und — lächeln.

Beim *Schwimmen* können Sie bewußt das Strecken mit dem Ausatmen und das Beugen und Weitwerden mit dem Einatmen erfühlen. Für die Wirbelsäule wäre es beim Brustschwimmen von Vorteil, wenn Sie Ihren Kopf zumindest beim Ausatmen (in der Streckung) in einer Linie mit der Wirbelsäule halten könnten.

Zudem können Sie im Wasser fast alle Übungen ausführen. Sie sind manchmal etwas schwieriger auszuführen, gegen den Wasserwiderstand, in ihren Auswirkungen aber noch gewinnbringender.

Auf Reisen

Unterwegs und auf Reisen, im Auto, Autobus, Flugzeug, in der Eisenbahn, Straßenbahn und U-Bahn . . ., für Autofahrer, Beifahrer, Fahrgäste, Stewardessen, Piloten, Passagiere, Vertreter, Chauffeure und viele andere können *Ismakogie*-Übungen von besonderem Wert sein.

Für viele Menschen, für jeden von uns, kann ein Fahrzeug zumindest für eine gewisse Zeit zum Arbeitsbereich werden. Das kann aber auch im Urlaub der Fall sein, bei längeren Fahrten auf der Straße, auf der Schiene oder im Flugzeug.

ÜT 1.1—1.7 Stundenlanges, fast *bewegungsloses Sitzen*, meist in

schlechter oder überhaupt falscher Sitzhaltung und mit oberflächlicher Atmung auf engem Raum, kann viele Beschwerden auslösen und ermüden. Es nimmt auch die Aufmerksamkeit ab, die Konzentration läßt nach.
Besonders im Flugzeug kann es durch das große Speisenangebot und das lange Sitzen zu einem Völlegefühl sowie zu Magen- und Darmstörungen kommen. Nach vermehrtem Trinken, das gerade beim Fliegen sehr wichtig ist, kommt es zu einem vermehrten Harndrang, den man oft nicht gleich befriedigen kann. Fährt man mit dem Auto oder Autobus, muß erst die nächste Raststätte erreicht werden. Zusammengedrückte und schlechte Sitzhaltung, eine schlaffe Bauch- und Beckenbodenmuskulatur, aber ebenso eine Blasensenkung verstärken den Drang zur Entleerung Ihrer
ÜT 6 Blase. Daher sind hier die Bauch- und Beckenbodenmuskulatur-Übungen besonders wichtig.
ÜT 3; 4 Wegen des Bewegungsmangels kommt es im Bewegungsapparat zudem zu Wirbelsäulen- oder Gelenksbeschwerden, auch zu Verspannungen in anderen Bereichen der Muskulatur. Beim Verlassen eines Fahrzeuges sind die Beine dann oft geschwollen und schmerzen.

Der große Vorteil von *Ismakogie* ist in einer solchen Situation, daß sie Ihre Sitzhaltung ordnet. Für jeden Körperteil und alle Gelenke gibt es viele Muskelübungen, die für Ihre Umgebung kaum sichtbar ausgeführt werden können. Durch dieses bewußte Üben steigen Sie viel frischer und schmerzfrei aus dem Fahrzeug oder Flugzeug. Diese Übungen bieten neben der gesundheitlichen Komponente außerdem Hilfe gegen Flugangst, da man sich auf die Bewegungsabläufe konzentrieren muß. Und für Kinder kann die *Ismakogie* zur Ablenkung und Beschäftigungstherapie werden.
Folgende Hinweise sollte der *Lenker eines Fahrzeuges* beherzigen: Richten Sie Ihren Sitz so ein, daß Sie den gewohnten Abstand zum Lenkrad haben. Stellen Sie die Rückenlehne gerade und schieben Sie Ihr Gesäß an diese zurück. Dann richten Sie Ihre Wirbelsäule auf und sitzen aufrecht. Führen Sie Ihre Schultern sanft nach hinten und unten. Ziehen Sie Ihre Bauchmuskeln vom Schambein und

Becken zur Körpermitte und weiter hoch zum Brustbein. Um ein Hohlkreuz zu vermeiden, ziehen Sie den Nabel nach hinten in Richtung Wirbelsäule. Lassen Sie Ihren Brustkorb nicht zum Becken absinken. Sie sollten immer auf eine aufrechte Sitzhaltung achten. Nehmen Sie keine starre Haltung ein, sondern sitzen Sie muskulär aufrecht und doch beweglich. Ihr Gesicht sollte sich gelöst und lächelnd zeigen. Beachten und probieren Sie selbst den Unterschied: Eine bucklige, zusammengedrückte, ungesunde Sitzhaltung kann zu schlechter Atmung, Organstauungen, zu Wirbelsäulen-, Bandscheiben- und Gelenks-Fehlbelastungen führen. Das Gesicht zeigt keinen freundlichen Anblick, die Lippen bleiben fest geschlossen. Durch konzentriertes Schauen zieht man die Augenbrauen zusammen und die Stirn in Falten. Nach längerem Fahren steigt man schließlich gerädert, oftmals mit einer Hand den Kreuzbereich stützend und in vorgeneigter Haltung jammernd aus dem Fahrzeug.
Wie herrlich ist dagegen die mit der Zeit oft geübte und gefestigte aufrechte Sitzhaltung. Sie fühlen sich, auch nach langen Fahrten, frischer, fröhlicher und steigen lächelnd aus dem Fahrzeug.

Als Lenker kann man während der Fahrt nicht alles üben, aber zum Beispiel im Stau, beim Warten an Kreuzungen, wenn Ihr Auto steht, können Sie etwas für Ihren Körper tun. Mit zunehmender Praxis wird man verschiedene Übungen auch während der Fahrt ausführen, aber die aufrechte, gesunde Sitzhaltung sollte selbstverständlich sein. Sie werden selbst bald merken, wie wichtig die Selbstkontrolle ist. Durch die Macht der Gewohnheit sinkt der Brustkorb oft zum Becken ab, die Schultern fallen nach vorn, und schon sitzt man mit einem Rundrücken. Die Wirbelsäule, Stütze des Rumpfes und Trägerin des Kopfes, wird durch stundenlanges schlechtes und ungesundes Sitzen immer mehr zusammengedrückt, was viele Beschwerden bewirken und zu Kreuzschmerzen führen kann. Während einer Fahrt oder eines Fluges sollten Sie deshalb immer wieder Ihre Haltung kontrollieren. Beim willentlich muskulären aufrechten Sitzen sollen Ihre Muskeln den Körper bewußt in seiner Haltung kräftigen und ordnen.

Die Bandscheiben werden auf diese Weise entlastet, die Nerven können unbehindert und frei aus der Wirbelsäule austreten.
Im Übungsteil finden Sie dazu viele Übungen genau beschreiben. Sie lernen dabei auch, wie man diese Übungen mit der Atmung verbinden kann. All das ist beim Sitzen auf kleinstem Raum möglich. Ist das nicht wunderbar?

ÜT 11

Die *aufrechte Haltung der Halswirbelsäule* und die *richtige Kopfhaltung* müssen besonders beachtet werden. Speziell der Lenker eines Fahrzeuges muß vorausschauend fahren. Aber wie sieht dabei die Kopfhaltung aus? Der Blick eilt auf der Straße weit voraus, der Kopf wird geradezu nach vorn gezogen. Dabei wird das Kinn nach vorne angehoben, der Halsbereich wird gedehnt, der Kopf sinkt hinten belastend auf die Wirbelsäule, die zusammengedrückt wird. Diese Fehlhaltung führt oft zu Verspannungen im Nacken- und Schulterbereich. Achten Sie deshalb immer und überall auf den Hals-Kinn-Winkel; die Lippen dabei leicht öffnen, nicht zusammenpressen.
Die Körperhaltung ordnen, die Schultern nach unten und hinten führen und halten. Nicht hinunterschauen, sondern in Augenhöhe geradeaus schauen. Sanft und langsam die Halswirbelsäule von hinten aus dem Schultergürtel nach oben strecken. Der Kopf wird in harmonischem Gleichgewicht auf der Halswirbelsäule muskulär aufrecht getragen, der Nacken ist lang, nach dem langsamen Lösen jedoch kurz gehalten. Oft wiederholen. Beim Strecken der Halswirbelsäule sollte beachtet werden, sie nicht zu überdehnen.
Weitere gezielte Übungen in bezug auf eine aufrechte Haltung der Halswirbelsäule und die richtige Kopfhaltung finden Sie im Übungsteil (Abschnitt 11).
In den Abschnitten 8.1, 8.2, 9, 10.1 und 10.2 finden Sie weitere genaue Anleitungen für Übungen im Sitzen.

ÜT 3; 4

Durch *langes Sitzen* kann es zu *Stauungen und Versteifungen* in den *Beinen* und *Gelenken* kommen. Die Füße und die Waden fühlen sich unbeweglich, oft auch geschwollen und steif an. Durch viele kleine Übungen während des Sitzens, von den Zehen über die Fußgewölbe, Sprunggelenke, Knie- und Hüftgelenke, auch für die Waden- und Oberschenkelmuskulatur, werden die Beine muskulär belebt, durchblutet, und Sie steigen mit leichtem Schritt und beschwingt aus dem Fahr- oder Flugzeug.

ÜT 12 Auch *Gesichtsübungen*, die während einer Fahrt oder eines Fluges ja problemlos ausgeführt werden können, finden Sie im Übungsteil — vom Haaransatz über die Augen, Nase und Mundwinkeln sowie den Mund bis zum Unterkiefer und der Kinnpartie.

ÜT 10.2 Es ist auch wichtig, mit den *Händen* und den *Fingern* ausgleichende Bewegungen bewußt auszuführen. Dies fördert die Durchblutung sowie die Beweglichkeit der Hände und der Finger.

ÜT 8.2 Wenn Sie müde werden und es möglich ist, das Fenster Ihres Fahrzeugs zu öffnen, um frische Luft hereinzulassen, wäre dies natürlich für die Atemübungen günstiger.

Denken Sie ab und zu an einige Atemübungen. Man fühlt sich dann wohler und erfrischt, steigert auf diese Weise die Konzentration. Achten Sie dabei darauf, daß beim Einatmen die Luft langsam einfließt; der Brustkorb weitet sich unten. Beim langsamen Ausatmen ziehen Sie den Afterschließmuskel zusammen und körpereinwärts hoch.

Ismakogie — ideale Ergänzung für die Kosmetik

Bevor Frau Prof. Anne Seidel die Lehre der Ismakogie entwickelte, war sie Kosmetikerin. Sie hat erkannt, daß die teuerste Gesichtscreme, die beste Hautpflege, das schönste Augen-Make-up nichts helfen, wenn eine Frau dazu die Lippen zusammengepreßt hält, ihre Mundwinkel herabhängen, die Augen freudlos durch zusammengekniffene Sehschlitze blicken. Ähnliches gilt für die Hände. Und betrachtet sich eine mißmutig gelaunte Frau nach kosmetischer Pflege im Spiegel, muß sie enttäuscht sein: Sie sieht einen Körper in schlampiger Haltung, meist ein verkniffenes Gesicht ohne jedes Strahlen und einen langweiligen Blick. Daran ist jedoch nicht die Kosmetik schuld.

ÜT 12 Ismakogie-Schönheitsübungen aktivieren hingegen die Muskulatur unter der Haut, festigen und straffen die Konturen des Gesichts. Wie schon erwähnt, wird auch die

Körpermuskulatur aufrecht gehalten, die Brust und die gesamte Figur werden besser geformt. Da zeigt sich dann, daß Körperpflege von außen, die wichtige Muskelpflege jedoch von innen kommt und — das soll hier nicht vergessen werden — mit dem Seelischen zusammenhängt.
Wem die Wirkung eines Lächelns bewußt geworden ist, dessen Mundwinkeln hängen nicht, die Wangen tendieren nach oben, und auch die Augen zeigen sich in einem lächelnden Gesicht strahlender. — All dies wirkt dann positiv auf Körper und Seele, die Frau fühlt sich »in ihrer Haut« wieder wohl, wahrhaft verschönt.

Rund um das Abnehmen

Ismakogie bei einer *Schlankheits- oder Abmagerungskur*, bei Bemühungen um *Gewichtsabnahme*:
Jede(r), der/die an Gewicht verlieren will, hat bestimmte Schwach- oder besser Starkstellen am Körper, wo er/sie besonders gerne Gewicht abbauen möchte. Diese »Problemstellen« können Sie mit Ismakogie-Übungen gezielt bearbeiten. Sie sollten die passenden Übungen regelmäßig in Ihren Tagesablauf einbauen; nicht nur wollen, sondern tatsächlich handeln, um die von Natur erhaltene Körperform, die oft genannte »gute Figur« beizubehalten bzw. zurückzugewinnen. Denn das eine soll klar sein: Jeder Mensch hat von Natur aus seine ihm eigene Körperform bekommen, nicht jedoch das Übergewicht. Dieses hat er selbst hinzugeformt.
Wer von Natur aus ein schlanker Typ ist, mit schmalen Schultern und Hüften oder einem etwas flachen Gesäß, kann auch durch eifrigstes Üben kein breiteres Becken oder gerundetes Gesäß erreichen. Das bewußte Muskeltraining ist für jene schlanken Menschen jedoch genau so wichtig, um schlank zu bleiben und eine muskulär straffe, aufrechte Körperform zu erhalten, einer nicht schlanken, schlaff hängenden vorzubeugen.
Wesentlich anders ist es bei den zu rundlicher Körperform neigenden Menschen. Abgesehen von einer ausgewogenen Ernährung, sind hier wohl gezielt abbauende und formende

Übungen einzusetzen — an all den Stellen, die ein Zuviel an »Polsterung« zeigen.

Ein von Natur aus athletischer Typ mit breiten Schulter und ebensolchem Becken kann durch intensives Üben weder Schultern noch Becken verschmälern. Die unnötigen und unerwünschten Polster können jedoch durch gezielte Übungen sehr wohl gezielt abgebaut werden.

Die aktivierten Muskeln geben dem Körper eine bessere Form. Was dann zeigt: Wenn etwas mollig, dann muskulär geformt und gehalten, und nicht mollig und auseinanderfließend, schwammig. Bei einer Gewichtsabnahme neigen Muskulatur und Bindegewebe zur Erschlaffung. Durch bewußtes Üben werden die Muskeln gestärkt und gekräftigt. Gestärkte Muskeln führen in Verbindung mit dem Skelett dann exakt sämtliche Bewegungen des Körpers aus, die Haltung wird gefestigt, die Figur geformt.

ÜT 12 Bei Gewichtsabnahmen mit Hilfe von Schlankheitskuren beachtet die *Ismakogie* gerade die Konturen des Gesichts sowie bei Frauen die muskuläre Haltung der Brust besonders, da gerade an diesen Körperstellen ein Gewichtsverlust zuerst sichtbar wird. Denken Sie daran, wo Sie auch sitzen, stehen, gehen und liegen, überall und zu jeder Zeit: Unterstützen Sie Ihre Schlankheitskur mit den formgebenden und langsam muskulär auszuführenden *Ismakogie*-Übungen.

Übungsanregungen zur Unterstütung einer Schlankheitskur, die sich in jeder Kleidung, zu jeder Zeit und überall kaum erkennbar durchführen lassen, finden Sie im entsprechenden Übungsteil.

Da finden Sie Übungen

ÜT 4.2 zum Abbau und zur Festigung der Oberschenkel
ÜT 4.2 Fußaußenrandtraining
ÜT 6.4 für die Bauchmuskeln mit Auswirkung auf die Taille
ÜT 6.3 zur Festigung des Beckenbodens
ÜT 8 für die richtige muskuläre Brustkorbhaltung
ÜT 9 zur positiven Beeinflussung aller Schulter- und Rückenmuskeln
ÜT 9; 10; 11 zum Lösen von Verspannungen im Schulter-, Nacken- und Rückenbereich

Bei seelischer Verstimmung

Zahlreiche Übungen der *Ismakogie* sind wirksam gegen *bedrückte* oder *depressive Stimmung, Nervosität*, auch gegen *innere Verspannungen, Fahrigkeit*, aber auch gegen *Langeweile, Willensschwäche, Flugangst, allgemeine Ungeduld* und *Reizbarkeit*. *Ismakogie* steigert die Konzentration, wirkt willensstärkend und insgesamt positiv auf Körper und Seele.

Wer bedrückt und seelisch verstimmt ist, zeigt das auch in seiner Körperhaltung. Das Gesicht trägt einen verschlossenen Ausdruck, der Blick ist traurig und trüb, mißmutig und mißtrauisch, die Lippen sind zusammengepreßt. Allzu schwere Belastungen drücken auf die Seele. Wie schwer seelische Belastung zu verkraften ist, wird auch körperlich zum Ausdruck gebracht.

Wie seelische Mißstimmung im Körperlichen sichtbar wird, so kann sich körperliche Verbesserung jedoch andersherum auch günstig auf den seelischen Zustand auswirken. Durch bewußt langsame, harmonische und gedanklich begleitete muskuläre *Ismakogie*-Übungen lernt man mit der Zeit, seinen Körper richtig und aufrecht zu halten, die Muskeln in den jeweiligen Bewegungsabläufen sinnvoll und erfolgbringend einzusetzen. Der Wille zur Leistung, zur Übung ist unabdingbar. Was ich muskulär auszuführen beabsichtige, welche Muskeln ich betätigen möchte, entscheide ich ganz bewußt.

Wenn ich bestimmte Muskelübungen der *Ismakogie* willentlich und gelenkt ausgeführt und erfühlt habe, verbessern und stärken sie mit der Zeit meine Körperhaltung, aber auch meinen Willen. Das wirkt sich schließlich auf das seelische Gleichgewicht aus, denn Körper und Seele sind eins. So wirkt sich seelisches Leid körperlich negativ aus, wie ein seelisches Hoch sich positiv auswirkt, der Körper sich dabei gesunder fühlt.

Zu den aufbauenden und mit der Zeit haltungs- und willenstärkenden Übungen gehören das bewußte Aufrichten
ÜT 6; 7 und Halten der Wirbelsäule genauso wie das muskuläre Hochziehen und Halten der Bauchmuskeln, wobei die Schultern nach unten und hinten geführt werden. Auf das

Lächeln sollten Sie nicht vergessen. Mit diesem Ordnen des Körpers läßt sich ein seelisches Tief wesentlich leichter überbrücken.

ÜT 1.1—1.7 Streben Sie außerdem immer eine aufrechte Körperhaltung an, auch wenn eine solche bei depressiver Stimmung nicht so leicht zu finden ist. Mit einer aufgerichteten Körperhaltung, einem offenen Blick und mit lächelndem Mund sieht jedermann seine Umgebung mit mehr Aufmerksamkeit, interessierter und — fröhlicher. Um eine gereizte, nervöse Stimmung zu überwinden, sollten Sie zu üben beginnen. Genau beschrieben finden Sie verschiedene Übungen dazu im Übungsteil. Hier nur einige grundlegende Anregungen:

ÜT 6 Den Beckenboden muskulär halten, die Leibesöffnungen geschlossen, nach vorne denken.

ÜT 8 Den Brustkorb allein muskulär tragen und halten.

ÜT 10.2 Die Handflächen über den gestreckten kleinen Finger nach oben drehen oder

ÜT 1.10 verschiedene Schwingungsübungen langsam ausführen.

ÜT 9 Die Schulterblattspitzen unten zueinanderführen.

In sich hineinhorchen, wie und auf welche Übungen der Körper positiv reagiert.

Diese Übungen einige Male wiederholen, auf das Lächeln sowie das Strahlen der Augen nicht vergessen, bis die innere Spannung, die Nervosität, die bedrückt Stimmung, seelische Verstimmung nachläßt und ein Wohlbefinden sich bemerkbar macht.

Das alles zusammen stärkt beim Üben das bewußte Führen, den Willen, die Konzentration, verbessert das innere Gleichgewicht. Sie fühlen sich ruhiger, sämtliche Probleme lassen sich klarer überdenken, Lösungen leichter finden. Durch die langsamen und exakt beobachteten Muskelbewegungen, die Haltungskontrolle und Selbstkorrektur werden beim Üben die Gedanken auf den Körper abgelenkt. Nie Langeweile aufkommen lassen, immer wieder mit dem Körper üben.

Ismakogie kann auch bei Flugangst ablenkend und belebend wirken.

Bei Wechselbeschwerden der Frau

Wechselbeschwerden der Frau können durch *Ismakogie* mit Hilfe zahlreicher aufbauender, belebender und muskelstärkender Übungen positiv beeinflußt werden.

Solche Übungen finden Sie in jedem Kapitel. Sie werden sich wohler fühlen und attraktiv bleiben.

ÜT 1; 6.3 Bemühen Sie sich vor allem, die belebenden und muskeldurchblutenden Beckenbodenübungen zu machen, außerdem die haltungsstärkenden und die Wirbelsäule streckenden und muskulär haltenden Übungen.

Zu empfehlen sind weiters Übungen zur Belebung der Gelenke und selbstverständlich die Gesichtsübungen für ein

ÜT 12 frischeres Aussehen.

Übungsteil

BEGRIFFSERKLÄRUNGEN

Das **»langsam Lösen«** oder **»das langsame Loslassen«**
Versuchen Sie, den Körper bewußt in eine gedanklich mitbegleitende und mitfühlende verstärkte muskuläre Streckung zu führen. Lassen Sie die muskuläre Kraft ganz langsam sanft von oben nach unten los. Stellen Sie sich beim langsamen Lösen vor, wie beim Brausen angenehm das Wasser von oben herabfließt. Lassen Sie die verstärkten Muskelzüge langsam los, bis Ihr Körper ein angenehmes, gelöstes freies Gefühl bekommt und doch geordnet gehalten ist. Beim ganz langsamen Loslassen kann man oft spüren, wie bestimmte Muskeln schwer entspannt werden können und sogar beim Lösen noch leicht vibrieren. Der Körper sollte beim Entspannen nicht in sich zusammensinken und in Unordnung kommen. Das wäre ein Sich-fallen-Lassen. Er sollte vielmehr geordnet bleiben und gehalten sein. Denken Sie nach Beendigung einer Übung immer an das langsame Loslassen oder Lösen, das ist ein Muskelspiel, eine Schwingung zwischen Beugen und Strecken.
Wie oft kann man hören: »Ich bin so verspannt, wie kann ich das lösen?« Beim Lösen von Verspannungen soll man sich muskulär nicht festhalten, sondern sanft loslassen können und auch fühlen, wie sich die Muskeln dabei langsam entspannen und lösen. So lernt man, sich zu entspannen, und kann dem Leistungsdruck, auch Distreß genannt, zeitweise entkommen. Auch die seelischen Spannungen lassen sich durch das sanfte Loslassen leichter lösen.

»Gedanklich-muskulär«
Der Wille und die Befehle an die Muskeln für die Bewegungen beginnen im Gehirn von den Zentralnerven. Die willentlich geführten Befehle werden vom Gehirn über die zuständigen Nervenbahnen durch die Wirbelsäule an die Muskeln gesendet. Dadurch ziehen sich die Muskeln zusammen (kontrahieren) und führen die Bewegungen aus, die man erfühlen soll. Auch das willentliche Lösen der Muskeln erfolgt ebenso auf Befehl über die zuständigen Nervenbahnen, genauso das Lösen der Muskeln fühlen.

1 Bewußtwerden des Bodenkontaktes über den muskulären Aufwärtszug bis zur Festigung der geordneten, aufrechten Körperhaltung im Sitzen und Stehen

1.1 Der Bodenkontakt

Der Bodenkontakt ist einer der wesentlichsten Punkte der *Ismakogie*-Lehre. Er ist die Stütze Ihres Körpers, gleich dem Fundament, auf dem das Haus gebaut wird und steht. Der bewußte, richtige Bodenkontakt führt über den ganzkörperlichen Muskelaufwärtszug zur Streckung.

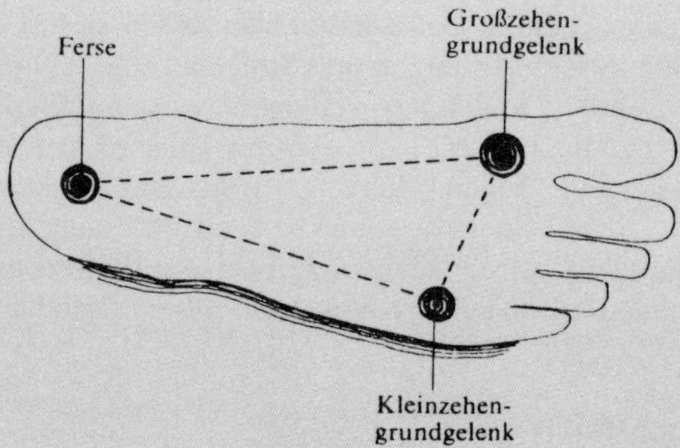

Abb. 1

Auf jeder Fußsohle haben wir drei Kontaktpunkte. Miteinander verbunden, ergeben sie ein Dreieck. Der Bodenkontakt verläuft vom Fersenbein hinten außen (*erster Kontaktpunkt*) über den Fußaußenrand (Muskel — Kleinzehenstrecker) zum Kleinzehengrundgelenk (*zweiter Kontaktpunkt*), weiters über das Quergewölbe des Ballens nach innen zum Großzehengrundgelenk (*dritter Kontaktpunkt*) und über das Längsgewölbe zurück zur Ferse (**Abb. 1**). Die drei Bodenkontaktpunkte über den Fußaußenrand gleichmäßig, langsam, sanft und senkrecht in den Boden drücken — langsam lösen. Immer wieder üben!

Ü: Wenn Sie langsam und oft die drei Bodenkontaktpunkte über den Fußaußenrand sanft und senkrecht in den Boden drücken und auch langsam den Druck lösen, spüren Sie eine Pumpbewegung. Langsam drücken: die aktivierten Muskeln werden zum Skelett hingeführt, die Blut- und Lymphgefäße werden verengt; langsam lösen: die Muskeln entspannen sich, die Blut- und Lymphgefäße erweitern sich. Sie führen eine *Venenpumpübung* aus, eine harmonische Muskeltätigkeit zwischen aktiver Streckung und dem Lösen der Muskelspannung. Beim Druck der drei Kontaktpunkte in den Boden fühlen Sie sehr viel Muskelaktivität.

Sie können mit den **Bodenkontaktpunkten** verschiedene Übungen ausführen:

Ü: Die Fersen beider Beine langsam und senkrecht in den Boden drücken und langsam lösen. Die Großzehengrundgelenke langsam in den Boden drücken und langsam lösen. Die Kleinzehengrundgelenke langsam in den Boden drücken und langsam lösen. Anschließend gleichzeitig die Klein- und Großzehengrundgelenke langsam in den Boden drücken und langsam lösen, dann wieder die Fersen langsam in den Boden drücken und langsam lösen.

Ü: Nun drücken Sie von den Fersen bis hin zu den Kleinzehengrundgelenken die Fußaußenränder langsam in den Boden, die Fußinnenränder dabei nicht abheben. Langsam den Druck der Fußaußenränder lösen. Anschließend drücken Sie von den Fußinnenrändern langsam die Großzehengrundgelenke und gleichzeitig die Fersen in den Boden — und wieder langsam lösen. Nicht die Knie und Oberschenkel mitführen, sondern halten Sie diese dabei ruhig.

Ü: Einmal drücken Sie langsam die Fußaußenränder in den Boden und lösen, dann die Fußinnenränder — lösen. Jetzt drücken Sie langsam die Fersen in den Boden und lösen, schließlich die Ballenpunkte — lösen. Man bekommt durch viel Üben Gefühl für die Bodenkontaktpunkte, und die Fußmuskeln werden dabei aktiviert.

Ü: Wenn die Fersenbeine außen (*erster Kontaktpunkt*) willentlich und bewußt in den Boden gedrückt werden, fließt der Muskelzug über die Wadenmuskulatur aufwärts zu den Kniekehlen und weiter in die Oberschenkel hinauf zur Gesäßmuskulatur, die sich strafft; er erreicht über die Lenden-, Brust- und Halswirbelsäule, die sich dabei muskulär aufrichtet (der Nacken ist langgezogen), und die Schädelhaube über den Nasenrücken und Nasensteg das Gesicht; die Lippen sollten leicht geöffnet sein und — lächeln! Um diese Muskelzüge bis hinauf ins Gesicht zu erfühlen, ist jedoch etwas Praxis erforderlich.

Ü: Wenn beide Beine von den Fersen über die Fußaußenränder und auch die Kleinzehengrundgelenke (*zweiter Kontaktpunkt*) bewußt in den Boden gedrückt werden, fließen die Muskelzüge über die Waden zu den Knien, die sich dabei leicht nach außen drehen, und weiter hinauf über die seitlichen Oberschenkel, das Becken und die Gesäßmuskulatur. Sie spüren dabei, wie sich diese Muskeln straffen. Der Muskelzug zieht vom Becken seitwärts hinauf zum Brustkorb, der muskulär angehoben wird, und weiter bis zu den Schultern, die nach außen geführt werden.

Ü: Wenn im Ballen die Groß- und Kleinzehengrundgelenke (*zweiter* und *dritter Kontaktpunkt*) beider Beine bewußt und willentlich in den Boden gedrückt werden, können Sie die Muskelzüge über die Schienbeine, die Oberschenkel bis zur Leiste hinauffließen spüren. Weiters werden die Bauchmuskeln willentlich hochgezogen, Sie spüren dabei das muskuläre Straffen, der Brustkorb wird angehoben. Nun führen Sie willentlich den Muskelzug vom Brustbein unten nach rechts und links schräg hinauf über die kleinen Brustmuskeln weiter bis zu den Schultern nach außen. Vom Bodenkontakt aus können Sie bei diesem Muskelaufwärtszug den muskulären Halt im Hals-Kinn-Winkel bewußt fühlen.

Ü: Wenn Sie *alle drei Bodenkontaktpunkte* beider Beine senkrecht in den Boden drükken, fließen die Muskelzüge von den Füßen über die Beinmuskulatur zum Becken hoch und aufwärts über die Bauchmuskeln und die Wirbelsäule bis hinauf zur Gesichtsmuskulatur.
Oft üben!

1.2 Sitzen

Eine falsche Sitzhaltung wird mit der Zeit zu vielen Beschwerden führen. Das Sitzen mit überkreuzten oder mit unter dem Sessel verschlungenen Beinen zum Beispiel behindert durch die starke Beugung im Kniegelenk die Blutzirkulation in den Beinen. Mangelnde Muskeltätigkeit an den Füßen und Beinen kann Schwellungen und Venenbeschwerden hervorrufen.

Bei schlechter Sitzhaltung wird die Wirbelsäule nach vorne gezogen — es entsteht ein Rundrücken. Der Kopf beugt nach hinten und drückt als Last auf die Halswirbelsäule, die sich ebenso wie das Kinn dabei nach vorne schiebt, und der Halshautmuskel (Platysma) wird gedehnt. Die Nerven im Bereich der Halswirbelsäule für den Kopf, den Hals, die Schultern und die Arme werden eingeengt und können nicht frei austreten. Das betrifft auch die Brust- und Lendenwirbelsäule, die Bandscheiben der Wirbelsäule werden belastet oder drücken gar auf einen Nerv, was Schmerzen verursacht. Die Schultern sind nach vorne gezogen, und zu allem Überfluß werden oft auch noch die Arme vor dem Brustkorb verschränkt. Das führt dazu, daß der Brustkorb in Richtung Becken absinkt und

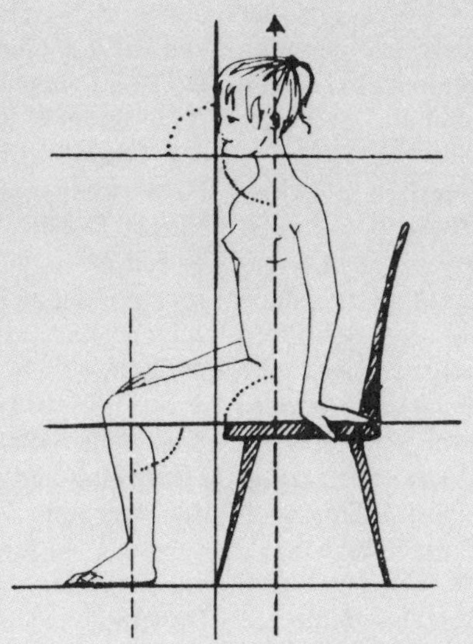

Abb. 2

Herz und Lunge in ihrer Tätigkeit eingeengt werden. Die Bauch- und Beckenorgane können durch die Druckbelastung der schlechten Sitzhaltung auch nicht so frei und ungehindert arbeiten. Die Bauchmuskulatur, welche die Wirbelsäulenhaltung unterstützt und die Bauchorgane hält, ist nicht aktiv und verliert allmählich ihre Haltefunktion. Die Beckenbodenmuskulatur kann auf Dauer dem Druck von oben nicht standhalten und erschlafft. Dies kann unter anderem zur Blasen- und Gebärmuttersenkung sowie zu Hämorrhoiden führen.
Bei schlechter Sitzhaltung werden auch die Gelenke belastet.

Im Sitzen halten Sie *vier rechte Winkel* (**Abb. 2**):
1. Winkel im *Sprunggelenk*: Fuß—Unterschenkel
2. Winkel im *Kniegelenk*: Unterschenkel—Oberschenkel
3. Winkel im *Hüftgelenk*: Oberschenkel—Becken
4. Winkel im *Hals*: Kopf—Hals—Kinn

Die geordnete Körperhaltung ist Voraussetzung für die nachstehenden Übungen.

Ü: Versuchen Sie, auf den Sitzknorren ihres Gesäßes am vorderen Teil des Sessels, die vier rechten Winkel einhaltend, zu sitzen. Die Oberschenkel sollen nicht auf der Sitzfläche aufliegen, sondern frei gehalten werden. Die Oberschenkelmuskeln können dabei besser durchblutet und aktiviert werden.
Die Wirbelsäule wird willentlich muskulär aufgerichtet, auch der Brustkorb soll muskulär gehalten werden und nicht in Richtung Becken absinken. Die Halswirbelsäule wird sanft von hinten aus den Schultern aufgerichtet. Den Kopf nicht als Last in die Halswirbelsäule absinken lassen, sondern muskulär tragen. Der Kopf wird frei im Gleichgewicht gehalten. Die Stirn zeigt senkrecht nach vorne. Nicht das Kinn nach vorne gezogen halten und nicht zurückziehen. Das Kinn auch nicht vorne absinken lassen, sonder im Bereich Hals—Kinn auf den rechten Winkel achten. Die Schultern werden nach hinten und nach unten geführt. Die Oberarme und Ellbogen nicht seitlich an den Brustkorb drücken, sondern etwas vom Körper entfernt halten, damit beim Ein- und Ausatmen der elastische Brustkorb (die Rippen) in seiner Beweglichkeit nicht behindert wird. Die Hände liegen mit den Handrükken auf den Oberschenkeln.
Ü: Beim Sitzen wird der Körper über den Bodenkontakt aufgerichtet und gehalten. In der Grundstellung im Vierwinkelsitz die Füße nebeneinander oder in Schrittstellung halten. Die Fersen weisen zueinander. Am besten ist es, bei der Sitzhaltung die Fersen geschlossen zu halten. Die Vorfüße (Ballen) zeigen gleich einem »V« leicht nach außen, die Zehen nicht in den Boden drücken, sondern eine Spur vom Boden abheben. Auch die Knie zeigen ein wenig nach außen.
Diese Haltung ist die Ausgangsposition für die Streckung. Zeigen die Knie nämlich zueinander, so tendiert der Oberschenkelkopf aus der Gelenkspfanne des Hüftgelenks. Auf Dauer kann sich das ungünstig auf das Hüftgelenk auswirken.
Ü: Bei den Füßen beginnend: Beobachten Sie, wie sich die Zehen vom Boden lösen, je intensiver der Druck der drei Bodenkontakt-

punkte ist. Die Fußgewölbe werden muskulär angehoben, und die Sprunggelenke sind muskulär gefestigt, als läge eine Bandage darüber. Sie können bei gehaltenem Bodenkontakt über die Unterschenkel die Muskelaufwärtszüge verfolgen, über die Knie hinauf zu den Oberschenkeln. Sie spüren eine Muskelaktivität über die Leiste hin zum Beckenboden, der körpereinwärts zieht.
Im Vierwinkelsitz, vom Bodenkontakt aufwärts, können Sie weiter den Muskelaufwärtszug spüren, wie sich dabei die Gesäßmuskeln festigen, das Gesäß ist schmal gehalten. Nun sollten Sie willentlich den Muskelaufwärtszug an die Wirbelsäule weitergeben, indem Sie vom Becken aufwärts die Wirbelsäule langsam Wirbel für Wirbel muskulär hochziehen. Die Bandscheiben werden freigespielt. Vorne willentlich die Bauchmuskeln vom Schambein aufwärts zur Mitte hinaufziehen bis zum Brustkorb, der mit der Zeit muskulär gehalten und getragen wird und nicht mehr in Richtung Becken absinkt. Die Schultern nach hinten hinunterführen. Die Halswirbelsäule sanft von hinten aus den Schultern in Richtung Kopf hochziehen. Den Muskelzug über den Schädel aufwärtsführen, weiter denkend über die Schädeldecke nach vorne in Richtung Stirn, über den Nasenrücken hinunter zum Nasensteg. Die Lippen sind dabei leicht geöffnet — und lächeln!

Dies ist ein kräftigender **Muskelaufwärtszug**, ein Ineinanderfließen der Muskelketten, hinführend zur geordneten Körperstreckung für Gesundheit, Schönheit und Harmonie.
Diese Übung kann auch mit der **Atmung** kombiniert werden. Beim Ausatmen führt die Aktivität der Muskelaufwärtszüge zur Streckung, beim Einatmen die Muskelzüge langsam lösen zur gehaltenen Beugung.
Beim Sitzen sollen beide Sitzknorren und die Gesäßmuskeln gleichermaßen Kontakt mit der Sitzfläche haben. Beim Sitzen auf nur einem Sitzknorren ist die Körperlast ungleich verteilt, und das Becken wird schief gehalten (meist ist es die linke Beckenseite). Auch die Wirbelsäule biegt sich nach einer Seite hin, und zugleich hält bloß der Fuß auf der belasteten Körperseite Bodenkontakt. Der obere Bereich, die Brust- und Halswirbelsäule, biegt sich in die Gegenrichtung.
Diese Haltung sieht man oft bei Schülern und Studenten, man kann sie aber auch im Büro am Schreibtisch beobachten. Meistens wird der linke Arm aufgestützt, oder er liegt am Tisch auf. Eine ähnliche einseitige Körperbelastung kann durch das Überschlagen eines Beines über das andere entstehen.
Das Sitzen auf sehr weicher Unterlage ist nicht zu empfehlen. Das Becken, die Beckenbodenmuskulatur und der ganze Körper können nicht muskulär aufrecht gehalten werden, sondern sinken in die weiche Sitzfläche hinunter. Auch der feste Bodenkontakt kann oft nicht wahrgenommen werden.
Hier noch einige Übungsanregungen für **Reisende**, die meist auf engem Raum sitzen müssen:

Ü: Bei aufrechter Sitzhaltung ziehen Sie Ihre Gesäßmuskeln sanft unter die Sitzknorren und drücken Ihre Gesäßmuskulatur mit den Sitzknorren senkrecht hinunter in die Sitzfläche, führen gleichzeitig muskulär die Wirbelsäule zur Streckung. Sie spüren, wie sich die Bauchmuskeln festigen und der Körper aufrecht gehalten ist. Die Oberarme jedoch nie seitlich an den Brustkorb drükken, sondern etwas vom Körper entfernt halten, da sonst der Brustkorb in seiner Atembewegung eingeschränkt ist. Als Fahrzeuglenker sollten Sie konzentriert und aufmerksam alles um sich wahrnehmen, das heißt, die Augen sollen bewußt schauen und die Ohren bewußt hören lernen.
Bei bewußt geöffneten Augen und Ohren können Sie beobachten, wie Ihr Körper sich strafft und in eine Muskelaktivität übergeht und die Aufmerksamkeit zunimmt.
Verspannen Sie dabei nicht das Gesicht, die Lippen sollen vielmehr ein Lächeln zeigen.

Übungen im Bereich der aufgerichteten **Lendenwirbelsäule**:

Ü: Die Lendenwirbelsäule sanft gegen die Rückenlehne hinführen, dabei keinen Rundrücken bilden. Führen Sie gleichzeitig den Nabel Richtung Lendenwirbelsäule, die Schultern zeigen nach hinten und unten, Muskelzug langsam lösen.
Ü: Im Sitzen die Lendenwirbelsäule langsam, sanft, Wirbel für Wirbel nach oben strecken, dabei die Bauchmuskeln zum Nabel hochziehen, langsam loslassen. Oft üben.
Ü: Durch das Be- und Entlasten (Strecken und Lösen) der Bandscheiben entsteht ein Pumpmechanismus. Die Bandscheiben werden durch das sanfte muskuläre Hochziehen der Wirbelsäule entlastet.
Ü: Im Sitzen, mit gerader, aufgerichteter Wirbelsäule und muskulär gehaltenen Bauchmuskeln, aus dem Hüftgelenk langsam und wenig nach vor und zurückschwingen. Das ist eine belebende Übung bei langem und bewegungslosem Sitzen. Oftmals üben.
Ü: Im Sitzen, mit aufrecht gehaltener Lendenwirbelsäule und gefestigten Bauchmuskeln die Brustwirbelsäule langsam und sanft Wirbel für Wirbel nach oben strecken, dabei die Schultern nach hinten und unten halten. Die Schultern nicht nach oben ziehen. Die Streckung langsam lösen. Oftmals langsam die Brustwirbelsäule strecken und lösen. Es ist dies wieder ein Pumpen der Bandscheiben. Eine angenehme Übung zur Belebung der Wirbelsäule.
Ü: Nun die Halswirbelsäule von hinten aus den Schultern langsam und sanft hochziehen. Die Stirn vorn nicht anheben und das Kinn nicht nach vorne schieben. Langsam lösen, dabei die Halswirbelsäule nicht zusammensinken lassen. Die gesamte Wirbelsäule langsam und sanft über die Lendenwirbelsäule, die Brustwirbelsäule und die Halswirbelsäule hochziehen und langsam loslassen.
Ü: Im Fahrzeug oder Flugzeug versuchen Sie öfter, aus der aufrechten Sitzhaltung das Becken oben langsam und sanft nach hinten in Richtung Rückenlehne zu führen. Dabei keinen Rundrücken machen. Langsam lösen.
Ü: Aus der aufrechten Sitzhaltung ziehen Sie vom Becken hinten oben Ihren Gesäßmuskel hinunter und weiter unter die Sitzknorren nach vorne in Richtung Oberschenkel. Den Gesäßmuskel langsam lösen. Oft üben.

Diese Übung belebt das **Gesäß bei langem Sitzen**:

Ü: Ziehen Sie öfters den Gesäß- und Beckenmuskel langsam von der Seite unter Ihre Sitzknorren und zueinander. Langsam lösen. Eine gute Übung zur Belebung und Kräftigung der Beckenbodenmuskeln. Daher oft üben.

Die folgende Übung ist bei **Hämorrhoiden und Aftereinrissen** zu empfehlen:

Ü: Ziehen Sie öfters Ihren Afterringschließmuskel langsam und sanft zusammen und in den Körper aufwärts, dann hochziehen. Langsam wieder lösen. Oft üben.

Folgende Übung wirkt einer **Blasensenkung** entgegen:

Ü: Im Sitzen ziehen Sie Ihren Blasenschließmuskel langsam zusammen und körpereinwärts hoch. Langsam lösen. Oft üben.

Für **Frauen** ist die nächste Übung wichtig.

Ü: Ziehen Sie Ihre Scheidenmuskulatur langsam zusammen und körpereinwärts hoch. Langsam lösen.

Ü: Schließen Sie langsam alle Öffnungen des Beckenbodens, dann langsam körpereinwärts und hochziehen und wieder lösen.

Die Übungen zur Straffung der Bauchmuskeln und bei langem Sitzen zur Anregung der Verdauung sind genau bei den Grundübungen beschrieben.

Ü: Aus der aufrechten Sitzhaltung vom Schambein aufwärts ziehen Sie (gleich einem Zippverschluß) langsam den geraden Bauchmuskel hoch bis zum Nabel und langsam lösen.

Ü: Wieder öfters den geraden Bauchmuskel langsam über den Nabel hinauf und bis zum Brustbein hochziehen und langsam lösen. Üben, üben.

1.3 Sitzen in Schrittstellung

Sie sitzen in der geordneten und aufrechten Haltung. Aus der Rechten-Winkel-Haltung im Kniegelenk stellen Sie einen Unterschenkel ein wenig zurück und den anderen ein wenig nach vor. Sie denken sich eine Linie, die von Ihrer Körpermitte am Boden nach vorne verlängert ist. Stellen Sie die Fersen an die gedachte Linie, die Vorfüße weisen wenig nach außen. Bei beiden Füßen halten Sie mit allen Punkten Bodenkontakt (**Abb. 3**).

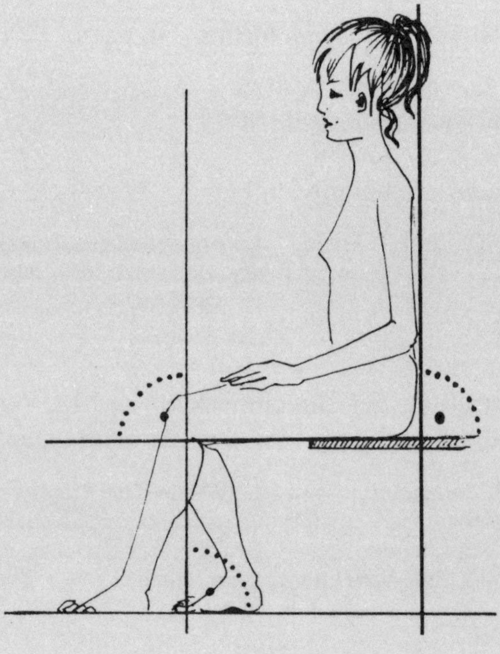

Abb. 3

Ü: Sie sitzen aufrecht in der Schrittstellung, beide Fersen drücken Sie senkrecht in den Boden. Sie spüren, wie der Muskelaufwärtszug über die Gesäßmuskeln aufwärts fließt — lösen.

Ü: Beide Fersen senkrecht in den Boden drücken und halten, als wären sie angeklebt. Beide Fersen langsam gedanklich über die Mittellinie muskulär zusammenziehen. Gleichzeitig ziehen Sie die Vorfüße bei gehaltenem Bodenkontakt langsam gedanklich-muskulär nach außen — langsam lösen.

Von neuem über gehaltenen Bodenkontakt die Fersen langsam gedanklich-muskulär zueinander ziehen und die Vorfüße langsam gedanklich-muskulär nach außen ziehen — langsam lösen.

1.4 Sitzen in der Beinhaltung »Ferse lang«

Bei anstrengendem, stundenlangem Sitzen, z. B. bei langen Fahrten im Auto, beim Fliegen, auf Konferenzen, Sitzungen, Seminaren, bei Besprechungen, auf Unterhaltungen oder im Restaurant, hat man oft das Bedürfnis, den Körper zu strecken, was nicht immer möglich ist. Wir sind es gewohnt, uns meistens im Stehen oder Liegen zu strecken.
Die Übung »Ferse lang« ist ein herrlicher Ausgleich, besonders für Frauen, die gerne hohe Absätze tragen, da sich durch das Tragen von Stöckelschuhen auf längere Zeit die Achillessehne und die Wadenmuskulatur je nach Höhe der Absätze verkürzen. Auch beim langen Sitzen mit stark abgewinkelten, hinter dem Sessel verschränkten Beinen, als Gewohnheitshaltung, wo nur die Ballen im Boden sind und die Ferse abgehoben ist, besteht die Möglichkeit einer gewissen muskulären Verkürzung. Zum Ausgleich daher öfters die Übung »Ferse lang« ausführen!
Sie werden merken, wie angenehm diese Beinstellung ist. Sie können mit dieser Übung viele andere verbinden, wie die Venenpumpe — das Heranführen der Vorfüße (Ballen) in Richtung Schienbein — oder das muskuläre Aktivieren der Oberschenkel-, Gesäß- und Beckenbodenmuskulatur.

Ü: Sie sitzen, die vier Winkel einhaltend, am vorderen Teil des Sessels. Vom Bodenkontakt aufwärts korrigieren Sie Ihre Haltung. Sie schieben das rechte Bein nach vor bis zur Streckung, den Vorfuß (Ballen) in Richtung Schienbein heranziehen und halten. Beim gestreckten Bein ziehen Sie über die Wadenmuskulatur und die Achillessehne die Ferse lang, als würden Sie mit dieser etwas von sich wegschieben. Der muskuläre Zug sollte über die rechte Körperseite aufwärts fließen. Sie spüren das muskuläre Anheben des Brustkorbes, und die rechte Schulter zieht nach außen hinunter. Der Vorfuß bleibt herangezogen, das Knie ist in Streckung, aber nicht durchgedrückt: langsam den Fersenzug lösen.
Ü: Von neuem die Ferse langziehen, auch den Körperaufwärtszug fließen lassen und lösen. Sie schieben den rechten Fuß in den rechten Winkel heran. Den linken Fuß nach vor schieben, den Vorfuß zum Schienbein heranziehen und über die Wadenmuskulatur und die Achillessehne die Ferse langziehen, den muskulären Aufwärtszug über die linke Körperseite fließen lassen, wieder langsam die Ferse langziehen, den muskulären Körperaufwärtszug erfühlen und langsam lösen. Den linken Fuß in den rechten Winkel heranziehen.
Ü: Im Vierwinkelsitz den Bodenkontakt intensivieren, die Vorfüße in Richtung Schienbeine heranziehen. Mit kleinen Schritten gehen Sie mit den Fersen nach vor in die Streckung. Die Vorfüße bleiben herangezogen, die Knie nicht durchdrücken. Über die Wadenmuskulatur und die Achillessehne ziehen Sie beide Fersen lang, über den muskulären Aufwärtszug die Gesäß- und Bauchmuskulatur, über die Wirbelsäule den Körper in die Streckung bringen, Schultern nach außen hinunterführen — den Fersenzug langsam lösen.
Ü: Langsam beide Fersen langziehen, Kör-

peraufwärtszug zur Streckung führen, langsam lösen. Das ist eine sehr gute Übung, daher öfters üben!

Ü: Die Fersen weisen zueinander, die Vorfüße bleiben herangezogen, beide Fersen langsam langziehen, die Körperhaltung bleibt muskulär aufgerichtet. Nun drehen Sie langsam über die Fersen beide Vorfüße nach außen in eine weite »V«-Form-Stellung — lösen. Wieder beide Vorfüße langsam nach außen drehen — lösen.

Ü: Über die Hüftgelenke und den Oberschenkel lösen Sie die Auswärtsdrehung der Vorfüße aus: Die Fersen sind langgezogen, die Vorfüße bleiben herangezogen, die Körperhaltung bleibt muskulär aufgerichtet. Sie drehen langsam Ihre Oberschenkel von der Innenseite muskulär hoch und nach außen hinunter. Auch die Vorfüße drehen nach außen mit. Sie spüren dabei, wie sich die Gesäßmuskeln unter die Sitzknorren ziehen — langsam lösen.

Ü: Die Fersen sind langgezogen, die Vorfüße bleiben herangezogen, und der Körper ist muskulär aufgerichtet. Nun drehen Sie langsam Ihre Oberschenkel von innen hoch und nach außen — langsam lösen. Anschließend drehen Sie langsam Ihre seitlichen Oberschenkelmuskeln nach unten und zueinander und ziehen sie innen wieder hoch. Sie spüren, wie sich die Gesäßmuskulatur und der Beckenboden muskulär zueinander ziehen — langsam lösen.

Ü: Wieder drehen Sie langsam die seitlichen Oberschenkelmuskeln nach unten, zueinander und ziehen sie innen wieder hoch — langsam lösen.

Oft üben!

1.5 Das richtige und elegante Aufstehen aus der Sitzhaltung

Beim Aufstehen ist darauf zu achten, daß weder der Oberkörper vorgebeugt noch das Gesäß ausladend nach hinten gehalten wird. In dieser Haltung wird nämlich beim Aufrichten in den Stand das Gesäß nach vorne gezogen und der Oberkörper aufgerichtet. Das wirkt nicht gerade elegant.
Beim richtigen Aufstehen denken Sie Ihr Gesäß immer in Richtung Knie nach vorne, den Oberkörper bringen Sie aufrecht und gerade in den Stand. Dies ist ein schönes Aufstehen mit aufrechtem Körper. Denken Sie bei jedem Aufstehen aus der Sitzhaltung daran, übernehmen Sie die Kontrolle Ihrer Bewegungen in den Alltag!

Ü: Sitzhaltung einnehmen, über Bodenkontakt den Körper aufrichten und muskulär gerade halten. Aus der Rechten-Winkel-Haltung der Beine stellen Sie einen Fuß ein wenig zurück unter Ihren Sessel, den anderen ein wenig nach vor. Die Füße befinden sich in Schrittstellung. Auf einer gedachten geraden Linie, die Sie in Verlängerung Ihrer Körpermitte nach vorne denken, sind die Fersen zueinander gedreht und stehen zur gedachten Linie. Die Vorfüße und Knie weisen leicht nach außen. Verstärken Sie den Bodenkontakt. Die Gesäßmuskulatur und den Beckenboden schieben sie gedanklich-muskulär nach vorne zu den Oberschenkeln und in Richtung Knie. Den Oberkörper und die Halswirbelsäule aufrecht und gerade halten und nun aufstehen und über Bodenkontakt die Haltung festigen.
Öfters üben!

1.6 Das richtige und elegante Niedersetzen

Beim Niedersetzen sollten Sie nicht den Oberkörper vorbeugen und das Gesäß ausladend nach hinten schieben, es womöglich mit einem Plumps auf die Sitzfläche fallen lassen und ausbreiten und erst dann den Oberkörper aufrichten. Dies schaut wirklich nicht schön aus. Vor allem sitzt man in dieser Haltung auf den Leibesöffnungen, die Beckenbodenmuskulatur ist nicht muskulär gehalten, was zu Senkungen beitragen kann und vor allem von Hämorrhoiden geplagten Menschen nicht sehr zuträglich ist. Beim richtigen Niedersetzen den Oberkörper aufrecht und gerade halten und Gesäß und Beckenboden immer nach vorne in Richtung Oberschenkel und Knie ziehen.

Ü: Sie stehen in der Schrittstellung, mit dem hinteren Unterschenkel ertasten Sie Ihren Sessel. Den Oberkörper gerade halten, Bodenkontakt einsetzen, Gesäß und Beckenboden muskulär nach vorne in Richtung Oberschenkel und gebeugtem Knie führen, die Bauchmuskeln hochziehen und mit aufrecht gehaltenem Oberkörper niedersetzen.

Ü: Sie können die Schrittstellung wechseln und von neuem üben.

Auch das richtige Niedersetzen sollen Sie in den Alltag einbauen! Sie können selbst feststellen, wie schön das Niedersetzen mit aufrecht gehaltenem Körper aussieht. Außerdem sitzt man muskulär gehalten in der richtigen und geordneten Haltung.

1.7 Aus der Sitzhaltung mit gehaltener Körpermitte sich vorbeugen, und zur Seite drehen oder wenden

Wenn Sie sich aus der Sitzhaltung zum Tisch vorbeugen, beim Essen, Lesen oder Schreiben oder um etwas aufzuheben; wenn Sie sich vorneigen zu Tätigkeiten, die Sie im Sitzen ausführen, dann tun Sie das nicht mit rundem Rücken, zusammengesunkener Wirbelsäule, vorhängenden Schultern, eingefallenem Brustkorb und schlaffer Bauchmuskulatur. Das wäre eine Fehlhaltung, die Ihre Wirbelsäule und Ihre Bandscheiben belastet. Auch die Bauchorgane werden dabei zusammengedrückt, und auf dem Beckenboden lastet zu viel Druck von oben.
Achten Sie beim Vorbeugen aus der Sitzhaltung daher immer auf die gerade Wirbelsäule und die muskulär gehaltene Bauchmuskulatur. Bei den Rumpfbewegungen nach vorne sind der gerade Bauchmuskel und die Rückenmuskulatur mitbeteiligt.

Ü: Bodenkontakt festigen, den Muskelaufwärtszug über die Beine fließen lassen, die Lenden-, Brust- und Halswirbelsäule muskulär aufrichten und dabei gleichzeitig die Bauchmuskeln zur Mitte und hochziehen und halten. Die Schultern sanft nach hinten und unten führen. Sich nun aus dem Hüftgelenk mit gerader und aufrechter Wirbelsäule langsam vorbeugen und durch Intensivieren des Bodenkontaktes wieder aufrichten. Wieder langsam und wenig vorbeugen, Bodenkontakt verstärken und die Wirbelsäule aufrichten.
Diese Übung soll in ein harmonisches Schwingen übergehen: sich langsam vorbeugen und über den Bodenkontakt aufrichten. Es sollte eine schwingende Bewegung zwischen Beugen und Strecken entstehen.
Ü: Versuchen Sie, mit aufrecht gehaltener Wirbelsäule und muskulär hochgezogenen Bauchmuskeln aus den Hüftgelenken nochmals wenig und langsam nach vor und zurückzuschwingen. Sehr oft üben und immer kleiner und mit aufrecht gehaltenem Oberkörper schwingen!
Ü: Mit muskulär aufrecht gehaltener Wirbelsäule und hochgezogener und gehaltener Bauchmuskulatur sich aus der muskulär gehaltenen Körpermitte langsam und mehrmals nach rechts und nach links drehen. Nicht von den Schultern aus drehen! Oft üben, das belebt und kräftigt die Körpermitte.

Im Sitzen aus der muskulär gehaltenen Mitte zur Seite nach rechts oder links drehen oder wenden, um etwas abzulegen oder aufzunehmen, etwas anzubieten oder mit jemandem zu sprechen, der sich seitwärts oder hinter Ihnen befindet:

Ü: Bodenkontakt verstärken und muskulär die Körpermitte aufrichten, die Bauchmuskeln hochziehen und halten, die Schultern sanft nach hinten und unten führen, die Arme nicht an den Körper drücken, sondern etwas körperfern halten, die Unterarme abwinkeln. Die Handflächen zeigen nach oben, als würden Sie mit den Händen ein größeres Tablett halten, um jemandem etwas anzubieten oder zu zeigen, der links oder rechts von Ihnen steht. Die Drehbewegungen zur Seite nicht mit den Schultern ausführen. Den Bodenkontakt intensivieren und sich aus der muskulär gehaltenen Mitte langsam nach links und nach rechts drehen.

Das bewußte langsame Drehen aus der Mitte so lange üben, bis die richtigen Drehbewegungen zur Seite hin zur Gewohnheit werden.

1.8 Stehen

Wichtig ist es, mit *beiden* Beinen festen Bodenkontakt herzustellen. Auf diese Weise wird die Körperlast über das Fußgewölbe auf die Bodenkontaktpunkte beider Beine gleichmäßig verteilt.
Die am häufigsten anzutreffende Fehlhaltung beim Stehen ist die Belastung nur eines Beines. Das Standbein ist in Streckung, das unbelastete Bein im Knie gebeugt, das Becken sinkt auf das gebeugte Bein, und die Brustkorbseite kippt zu jener Beckenseite hin ab, wo das Bein gestreckt ist. Bei dieser Haltung ist eine Körperseite vom Fuß aufwärts in Streckung, die andere in Beugung, was auf Dauer zu einer Seitwärtskrümmung der Wirbelsäule führt.
Sie können wohl auf einem Bein gehalten stehen, wenn Sie von den Bodenkontaktpunkten in aufrechter und gerader Körperhaltung von einem Beim zum anderen langsam schwingen, ohne dabei die Bodenkontaktpunkte zu lösen. Der Druck der Kontaktpunkte verstärkt sich, wo Sie schwingend auf dem Fuß zu stehen kommen.
Durch die Schwingung kommen Sie genauso auf einem Bein zu stehen. Wenn Sie die Schwingung auf einem Fuß stehend unterbrechen, werden Sie merken, daß Sie gerade gehalten auf einem Bein stehen; das andere Bein könnten Sie abheben oder in die Schrittstellung bringen.
Eine schlechte Angewohnheit ist auch, mit durchgestreckten Kniekehlen zu stehen; diese Haltung ist häufig an Frauen zu beobachten, die Stöckelschuhe tragen. Die durchgestreckten Kniekehlen führen unweigerlich zur Hohlkreuzhaltung. Die Wadenmuskeln werden nach hinten gedrückt, das Becken vorne sinkt dabei nach unten, und das Gesäß wird nach hinten geschoben. Der Brustkorb zieht sich vorne hoch, und hinten verstärkt sich der Druck auf die Lendenwirbelsäule.
Eine andere schlechte Gewohnheitshaltung im Stehen ist das Verschränken der Arme, oder es werden die Schultern nach oben und nach vorne gezogen. Dabei entsteht ein Rundrücken. Oft werden die Arme mit den Händen unter dem Bauch zusammengehalten, als würde der Bauch in einer Schlinge getragen. Der Bauch mit dem Becken wird dabei ebenso nach vorne geschoben wie der Kopf auf der Halswirbelsäule. Auch das ist eine sehr unvorteilhafte und körperbelastende Haltung.

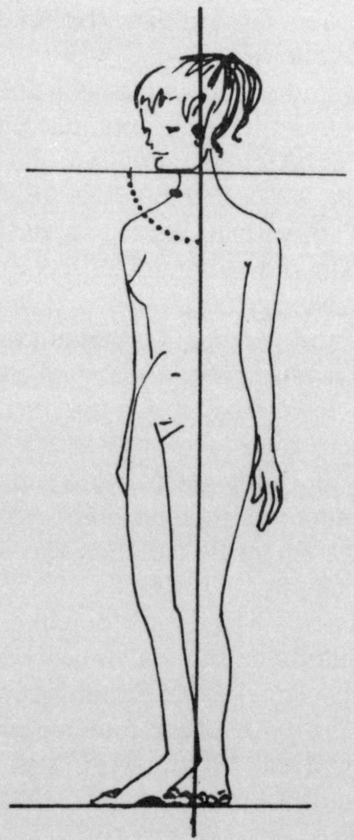

Abb. 4

Im Stehen haben Sie zwei rechte Winkel:
1. Winkel im *Sprunggelenk*: Fuß—Unterschenkel
2. Winkel im *Hals-Kopf-Bereich*: Hals—Kinn
Im Stand ist die Fußhaltung gleich wie bei der Sitzhaltung. Die Füße stehen nebeneinander, die Fersen zeigen zueinander, die Vorfüße weisen in »V«-Form ein wenig nach außen (**Abb. 4**).

Ü: Die Sprung-, Knie- und Hüftgelenke liegen in einer gedachten Linie übereinander. Achten Sie auf die richtige Haltung der Knie. Auch die Knie weisen ein wenig nach außen, werden jedoch nie durchgestreckt (sonst kommen Sie in die Hohlkreuzhaltung!), aber gestreckt gehalten.
Nun setzen Sie bewußt den Bodenkontakt ein. Drücken Sie der Reihe nach die Fersen in den Boden, über den Fußaußenrand das Kleinzehengrundgelenk und dann das Großzehengrundgelenk. Die Zehen sollten nicht am Boden liegen. Alle Kontaktpunkte jetzt gleichzeitig in den Boden drücken, langsam den Druck lösen. Oftmals üben. Wichtig ist, daß man sich der Bodenkontakte bewußt wird; auf ihnen ruht das Körpergewicht. Von neuem die Kontaktpunkte in den Boden drücken und nun bewußt den Muskelzug aufwärts spüren und erfühlen. Sie kommen dabei in die Streckung. Langsam den Muskelaufwärtszug von oben herab lösen. Und wieder willentlich über den Bodenkontakt den Körperaufwärtszug fließen lassen.
Damit Sie kein Hohlkreuz formen, denken Sie den Nabel muskulär in Richtung Lendenwirbelsäule. Das Becken wird vorne hochgezogen, die Bauchmuskeln zur Mitte und zum Brustkorb hinaufziehen. Die Gesäßmuskeln — oder noch besser, wenn Sie es sich vorstellen können, das Steißbein — denken Sie hinunter in Richtung Ferse. Über Bodenkontakt die Wirbelsäule aus dem Becken (der Mitte) aufrichten. Schultern nach hinten und nach unten führen, die Schulterblätter unten zueinander denken. Auch im Stand die Halswirbelsäule von hinten in Richtung Hinterkopf nach oben strecken. Die Stirn soll senkrecht nach vorne zeigen. Daher auf den Hals-Kinn-Winkel achten!
Die Arme nicht kraftlos herunterhängen lassen und die Oberarme nicht an den Körper drücken, da sonst der elastische Brustkorb bei seiner Atembewegung behindert wird, sondern über die geordneten Schultern hängen die muskulär gehaltenen Arme an der Körperseite herunter. Die Handflächen weisen mit gestrecktem Mittelfinger zu einer gedachten Hosennaht.
Jede geordnete Körperhaltung wird gekrönt von einer geordneten Gesichtsmuskulatur. Das Gesicht sollte keine Verkrampfungen zeigen, sondern entspannt sein. Die Devise lautet: lächeln.

1.9 Das Stehen in Schrittstellung

Die folgenden Übungen können überall, an jedem Ort, in jeder Kleidung — von der Sport- und Tageskleidung bis zum Cocktail- und Abendkleid — ausgeführt werden: wenn Sie müde sind oder Ihre Haltung, Ihr Aussehen, Ihr persönliches Auftreten in Gesellschaft, nach einem schweren Arbeitstag, auf einer Party, Vernissage, in der Pause im Theater, bei einer Führung oder einfach nur Ihr Wohlbefinden verbessern möchten oder sich auffrischen wollen. Üben Sie langsam und sanft und für die Umgebung unbemerkt: während eines Gesprächs oder einer Diskussion, bei einem Vortrag, überall, wo Sie längere Zeit stehend verbringen. Versuchen Sie, verschiedene Übungen öfters in den Alltag einzubauen. Sie werden bemerken, wie Sie ohne großen Bewegungsablauf viele Muskeln von den Füßen aufwärts aktivieren.

Ü: Beim Stehen in der Schrittstellung stellen Sie einen Fuß an das große Längsgewölbe des anderen Fußes, den Bodenkontakt einsetzen, den Körper muskulär aufrichten, die Knie nicht durchstrecken. Sie ziehen das Steißbein gedanklich-muskulär hinunter, den Beckenboden nach vorne und die Bauchmuskeln hoch, die Schultern nach hinten und unten führen. Sie stehen in der Streckung. Beinwechsel, den anderen Fuß vorstellen und die gleiche muskuläre Körperhaltung einnehmen.

Ü: Sie können aus der vorhin beschriebenen Fußstellung den Bodenkontakt einsetzen und halten, ohne dabei die Füße vom Platz zu bewegen. Die Fersen gedanklich-muskulär langsam zueinander ziehen. Sie spüren dabei, wie der Muskelzug über das Gesäß und den gesamten Rücken schmal zur Wirbelsäule zieht. Beim langsamen Lösen spüren Sie, daß das Gesäß und der Rücken breit werden. Nun Fußwechsel. Den anderen Fuß vorstellen, Bodenkontakt, langsam gedanklich-muskulär die Fersen zueinander ziehen, langsam lösen.

Ü: In Schrittstellung stellen Sie einen Fuß vor, die Ferse des anderen Beines steht neben der großen Zehe des anderen Beines. Die Fersen weisen zur Linie der Körpermitte und die Vorfüße (Ballen) nach außen. Bodenkontakt intensivieren und halten. Auch in dieser Fußstellung immer üben. Entweder Sie ziehen langsam gedanklich-muskulär den Gesäßmuskel hinunter und die Bauchmuskeln hoch und die Fersen zueinander und danach wieder langsam lösen, oder Sie führen gedanklich muskulär langsam die Vorfüße auseinander und lösen langsam. Sie können auch die Fersen gedanklich-muskulär zueinander und gleichzeitig die Vorfüße nach außen ziehen — lösen.

Auch hier Fußwechsel durchführen und das Ganze noch einmal!

1.10 Schwingungsübungen im Stehen

Jeder Mensch sollte sich seine körpereigene Schwingung erhalten oder sie wieder zurückgewinnen. Die Schwingung ist gestört, wenn wir unseren Körper nicht geordnet halten, zum Beispiel auf einem Bein schief stehen, wobei der Brustkorb und das Becken nach einer Seite hin absinken und sich die Wirbelsäule nach einer Richtung verbiegt. Womöglich werden noch die Arme vor der Brust verschränkt, dabei sind die Schultern nach vorne gezogen. Das wieder formt den Rundrücken.

Dies ist eine völlig ungeordnete Körperhaltung. Hier kann der Schwerpunkt des Körpers nicht mehr über die Bodenkontaktpunkte harmonisch und gleichmäßig umschwungen werden.

Schwingen bedeutet ein Harmonisieren des Körpers, ein Wiedererlangen und Bewußtwerden des Gleichgewichts, ein Sich-Beruhigen und ein Sich-Wohlfühlen. Sie können auch in Ihrem Körper erfühlen, ob die Schwingung gleichmäßig geordnet oder ungeordnet ist.

Ü: Sie stehen auf beiden Füßen, die Zehen sind vom Boden gelöst, und die Knie sind nicht durchgestreckt. Der Körper ist aufgerichtet. Weder im Sprunggelenk noch mit den Knien oder mit dem Becken, auch nicht mit dem Oberkörper oder den Schultern allein schwingen, sondern der ganze Körper, als aufgerichtete Einheit, schwingt wie ein Baumstamm im Wind. Schließen Sie Ihre Augen. Der Körper sollte sich gelöst in einer ruhigen Haltung befinden. Warten Sie mit geschlossenen Augen, bis Ihr Körper aus der Ruhe zuerst von selbst zu pendeln beginnt und anschließend eine Kreisrichtung schwingend ausführt. Meistens beginnt man im Stehen vom Standbein in die Richtung des sonst gebeugten Beines zu schwingen; der durch das Schwingen sich bildende Kreis ist zu diesem Fuß hin mehr ausgebuchtet, somit nicht gleichmäßig rund.

Auch kann man festellen, daß das zur Gewohnheit gewordene einseitige Stehen mit der Zeit zu einer muskulären Unordnung führt. Wenn Sie oft für längere Zeit stehen müssen, so denken Sie an die Schwingung, die Sie für Ihre Umgebung kaum sichtbar, mehr innerkörperlich, ausführen können. Sie werden selbst spüren, wie angenehm die Muskeln belebt werden; man fühlt sich nicht mehr so müde, und die Schwingung wirkt auf den Körper beruhigend.

Die Übungen vom Bodenkontakt aufwärts zur Streckung und das Lösen zur gehaltenen Beugung sind auch eine Art Schwingung, die bewußt über die Streckung und Beugung geführt werden. Auch die Bewegungen, die Sie im Einklang mit der Atmung ausführen, das Ein- und Ausatmen, das Beugen und das Strecken, die Muskelaktivierung und das Loslassen sind Schwingungen.

Angenehm und anregend ist es, bei leiser Musik sanft, harmonisch und langsam zu schwingen und an nichts anderes zu denken, nur sich selbst zu erfühlen. Die Lippen sollen leicht geöffnet bleiben und lächeln.

Ü: Sie intensivieren den Bodenkontakt und ordnen Ihre Haltung. Die Zehen sind vom Boden gelöst, die Knie sind gestreckt, aber nicht durchgedrückt. Aus dieser Haltung, ohne die Bodenkontaktpunkte zu lösen, können Sie zuerst langsam die großen Zehen wiederholt rhythmisch vom Boden heben und aufsetzen, bis der aufgerichtete Körper in eine Schwingung kommt. Wenn Sie die großen Zehen anheben, schwingt der Körper zu den Fersen. Wenn Sie die Zehen aufsetzen, schwingt der Körper nach vor zu den Ballen.

Ü: Sie können auch über die in den Boden gehaltenen Fußaußenränder schwingen. Dabei keinen Kontaktpunkt vom Boden lösen. Der Körper bleibt in der Streckung. Sie schwingen aufrecht gehalten langsam von einem Außenrand zum anderen, immer von neuem und kleiner schwingend.

Ü: Sie stehen aufrecht gehalten und intensivieren den Bodenkontakt, die Zehen sind vom Boden gelöst. Beginnen Sie, die Fußpunkte beider Füße in einer Kreisrichtung zu umschwingen, vom Fußaußenrand über die vorderen Kontaktpunkte der Ballen zum anderen Fußaußenrand, zur Ferse, weiter zur anderen Ferse und wieder zum Außenrand zurück. Mehrmals in einer Kreisrichtung schwingen und langsam die Kreisrichtung ändern, zur anderen Seite schwingen.

Ü: Beim Umschwingen in der Kreisrichtung können Sie sich über den Körper langsam schwingend nach oben denken, so als würden Sie Ihren Körper im Schwingen von unten nach oben einbandagieren. Auch hier die Kreisrichtung ändern.

Ü: Sie können auch von den Fersen nach vor zum Großzehengrundgelenk schwingen oder von den Fersen nach vor über die Fußaußenränder zum Kleinzehengrundgelenk. Auch von Ferse zu Ferse, zwischen den vorderen Kontaktpunkten und von einem Ballen zum anderen Ballen schwingen.

Achten Sie darauf, die Schwingung nie groß auszuführen. Egal, in welche Richtung Sie schwingen, führen Sie die Schwingung langsam und immer kleiner aus, bis sie kaum mehr sichtbar ist.

1.11 Das richtige und bewußte Bücken, Sich-Aufrichten und etwas von unten Aufheben

Um etwas vom Boden aufzuheben, sollte beim Bücken die Wirbelsäule nicht belastet werden. Sich nicht mit gestreckten Knien, nach hinten weisendem Gesäß und gebeugtem Rücken bücken. Wenn in dieser Haltung Kisten, Pakete, Taschen usw. hochgehoben werden, fällt die Belastung auf die Lendenwirbelsäule. Daher immer beachten, daß über die aktiv gehaltene Beckenbodenmuskulatur das Becken von unten muskulär gestützt und geschützt wird. Die willentlich aktivierten Bauchmuskeln geben dem Becken vorne und der Wirbelsäule beim Vorbeugen und Bücken einen muskulären, stützenden Halt.

Ü: Im aufrechten Stehen eine etwas größere Schrittstellung einnehmen. Die Wirbelsäule muskulär aufrecht halten, die Beckenbodenmuskulatur körpereinwärts und die Bauchmuskeln hochziehen und halten. Die Schultern werden nach hinten und nach unten geführt. Das Becken unten und den Beckenboden muskulär vorschieben, über die aktive Oberschenkelmuskulatur die Knie langsam nach vorne beugen in eine Art Hockestellung, den Oberkörper mit gerade gehaltener Wirbelsäule aus dem Hüftgelenk vorneigen, um etwas vom Boden aufzuheben. Das vordere, abgewinkelte Bein hat mit den drei Kontaktpunkten Bodenkontakt. Beim Sich-Aufrichten verstärken Sie im vorderen Bein den Bodenkontakt, dadurch kann der Körper über den Muskelaufwärtszug leichter in den aufrechten Stand gebracht werden.

Wenn mit beiden Händen ein schwerer Gegenstand aufgehoben wird, sollte besonders beachtet werden, daß die Bauch- und die Beckenbodenmuskulatur hochgezogen gehalten bleiben. Die Schultern weisen nach hinten, mit den leicht abgewinkelten Armen den Gegenstand mit der Kraft der Oberarmmuskeln hochheben.
Eine gute Hilfestellung zeigt die folgende Beschreibung:

Ü: Wenn Sie sich schwer niederbücken, so nehmen Sie die vorhin beschriebene Schrittstellung ein; auch die muskuläre Körperhaltung und der Bewegungsablauf sind gleich wie in der Übung zuvor. Wenn in der Schrittstellung der rechte Fuß vorne ist, dann stützen Sie sich beim Aufrichten aus der gebeugten Haltung mit der rechten Handfläche am rechten Oberschenkel ab. Den Beckenboden einwärts und die Bauchmuskeln hochziehen und halten, über den verstärkten Bodenkontakt am vorderen Bein den Körper in den geraden Stand zurückführen.
Wenn der linke Fuß in der Schrittstellung vorne ist, dann stützen Sie sich mit der linken Handfläche am linken Oberschenkel ab, ziehen die Bauchmuskeln hoch und richten sich über den Bodenkontakt in den Stand auf.

Ü: Wenn es Ihnen möglich ist und Ihre Knie in Ordnung sind, können Sie Ihre Beine in einer kleinen Grätsche nebeneinander stellen.
Aus der aufrechten Haltung das Becken unten und die Beckenbodenmuskulatur langsam in Richtung Knie schieben und diese vorbeugen, bis Sie in einer Art Hocke sind, der Oberkörper und die Wirbelsäule bleiben aufrecht gehalten.

1.12 Der Bodensitz

Beim Bodensitz halten Sie drei rechte Winkel (**Abb. 5**):
1. Winkel im *Sprunggelenk*: Fuß—Unterschenkel
2. Winkel im *Hüftgelenk*: Oberschenkel—Becken
3. Winkel im *Hals-Kopf-Bereich*: Hals—Kinn

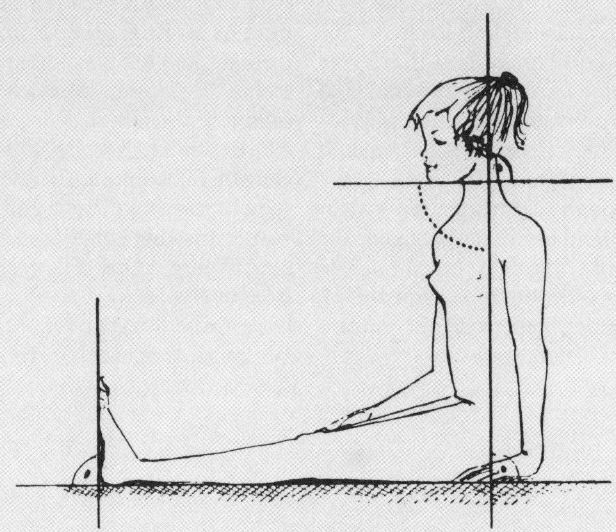

Abb. 5

Der Bodensitz ist vorwiegend eine Übungshaltung, im Alltag nehmen wir diese Haltung ja kaum ein. Im Garten, auf der Wiese, auf dem Campingbett oder der Sonnenliege, im Urlaub am Strand aber sitzt man öfters im sogenannten Bodensitz. Auch in dieser Haltung können Sie viele Übungen ausführen.

Ü: Sie sitzen am Boden und halten im Hüftgelenk den rechten Winkel, die Wirbelsäule wird aufrecht und gerade gehalten, der Kopf von hinten aus der Halswirbelsäule gezogen, die Stirn zeigt senkrecht nach vorne. Der Winkel Hals—Kinn ist gehalten. Die Beine liegen gestreckt parallel nebeneinander. Die Fersen zeigen geschlossen zueinander, die Vorfüße weisen auseinander und sind in Richtung Schienbeine herangezogen. Der rechte Winkel im Sprunggelenk ist gehalten. Über die Waden und die

Achillessehne ziehen Sie bei beiden Beinen langsam die Fersen lang, als ob Sie mit diesen etwas von sich wegschieben würden, die Vorfüße bleiben herangezogen. Gleichzeitig führen Sie den muskulären Aufwärtszug über die Bauchmuskeln und die Wirbelsäule bis über den Nacken hinauf. Langsam lösen.

Ü: Abwechselnd einmal die rechte Achillessehne und Ferse langsam langziehen und lösen, dann die linke Achillessehne und Ferse langsam langziehen und lösen.

Ü: Die Wirbelsäule gerade und die Beine gegrätsch halten. Langsam abwechselnd einmal die rechte Ferse langziehen und lösen, dann die linke Ferse langziehen und lösen.

Ü: Die Fersen zeigen zueinander, die Vorfüße sind zum Schienbein herangezogen, die Wirbelsäule bleibt aufrecht gehalten. Sie drehen langsam beide Vorfüße nach außen, lösen — und wieder beide Vorfüße auseinanderdrehen und lösen.

Ü: Die Wirbelsäule ist aufrecht gehalten, die Vorfüße sind zum Schienbein herangezogen. Von der Oberschenkelmuskulatur aus heben Sie das rechte, gestreckte Bein langsam ein wenig hoch, das Bein langsam senken und wieder ein wenig hochführen — langsam lösen. Dasselbe mit dem linken gestreckten Bein.

Ü: Aufrechte Wirbelsäule, die Vorfüße sind herangezogen, Sie führen langsam den rechten Fuß zum Körper heran. Das rechte Bein ist im Knie gebeugt und steht mit allen Kontaktpunkten am Boden. Sie bringen das rechte Bein zur Streckung, gleichzeitig führen Sie das linke Bein zum Körper heran zur Beugung, bis das linke Bein mit der ganzen Fußsohle am Boden steht. Wieder schiebt das linke Bein zur Streckung nach vorne, bis die Ferse langgezogen ist, und gleichzeitig kehrt das rechte Bein in die Beugung zurück.

Öfters üben, dabei immer auf die gerade Wirbelsäule achten!

2 Das richtige Liegen

Beim Üben im Liegen ruht der Kopf auf dem Hinterhauptbein. Wichtig ist, zwei rechte Winkel einzuhalten, möglichst zwischen *Hals und Kinn* sowie im *Sprunggelenk* zwischen Fuß und Unterschenkel. Die Vorfüße werden in Richtung Schienbein herangeführt und die Fersen über die Achillessehne lang von sich weggezogen, so als würde mit den Fersen ein Gegenstand weggeschoben. Der Körper kommt dabei in die Streckung (**Abb. 6**).

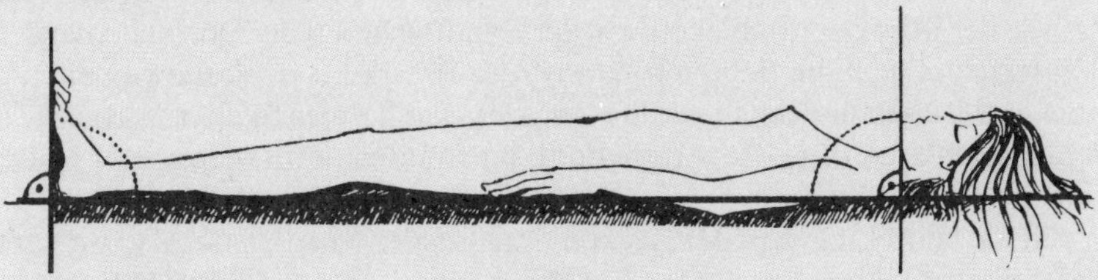

Abb. 6

Die *Rückenlage* ist für die *Gesichtsmuskulatur* die beste Haltung: Das Gesicht wird geglättet gehalten. Ein großer Polster ist nicht zu empfehlen, da sich der Kopf sonst in Richtung Brustkorb neigt. Diese Haltung verstärkt ein Doppelkinn. Außerdem wird die Halswirbelsäule belastet, in deren Bereich die Nerven für den Kopf, die Arme und die Schultern austreten. Eine schlechte Kopflage kann auch zu Verspannungen im Nacken- und Schulterbereich führen und schuld daran sein, daß die Arme und Hände »einschlafen«. Bei Veranlagung zu einem Doppelkinn sollte man beim Lesen im Bett besonders auf den Hals—Kinn-Winkel achten.

Wenn Sie die *Seitenlage* bevorzugen, dann sollte der Polster den Raum zwischen Hals, Schulter und Unterlage ausfüllen, da sonst der Kopf ohne Polster zur Seite hin absinkt. Diese Kopfhaltung ist insofern nicht gut für die Halswirbelsäule, als sie eine einseitige Seitbeugung ausführt. Brust- und Halswirbelsäule sollten eine gerade Linie bilden. Richten Sie Ihren Polster so,

daß der Kopf bis zu den Ohren auf dem Polster ruht. Die Wangen- und Augenpartien sollten nicht auf dem Polster liegen, sondern frei sein; andernfalls wird nämlich die mimische Gesichtmuskulatur verschoben.
Jeder Mensch hat seine Gewohnheiten. Das trifft auch auf die Stellung beim Liegen im Bett zu. Bei der Seitenlage liegt man auf einer Schulter, die freie Schulter wird aus Gewohnheit nach vorne gezogen, der Unterarm und die Hand liegen meistens knapp vor dem Brustkorb auf der Unterlage. Herz, Lunge und Brustkorb werden dabei eingeengt und die Atmung dadurch behindert.
Bei Frauen wird auch die Brust zusammengedrückt, was nicht zur Verschönerung des Busens beiträgt. Außerdem werden die Rückenmuskeln ausgedehnt, der Rücken wird breitgezogen. Auf Dauer wäre dies eine Fehlhaltung. Der Brustkorb sollte geweitet sein, der Rücken schmal gehalten. In dieser Haltung werden die Atembewegungen nicht eingeschränkt, der Atem kann besser fließen.
Sie können die Seitenlage im Liegen beibehalten. Sie brauchen nur den freien Arm an der Körperseite ablegen, mit der Handfläche auf der Oberschenkelseite. Somit richtet sich die Schulter gerade, der Brustkorb ist vorne geweitet, der Rücken wird schmal gehalten, und der Atem kann freier fließen. Wenn Sie vor dem Einschlafen öfter die Armhaltung korrigieren, wird diese neue Haltung bald zur Gewohnheit.
Wenn Sie beim Liegen in der Becken- und Lendenwirbelsäule, also im Kreuz, Beschwerden haben, so suchen Sie sofort einen Arzt auf. Eine Hilfestellung bedeutet es, wenn Sie in der Rückenlage einen Polster unter Knie und Oberschenkel legen. Dadurch sind die Beine leicht angewinkelt, das Becken wird geordnet gehalten, die Lendenwirbelsäule ist in Richtung Matratze geführt, und das Hohlkreuz wird geglättet.
Sofort den Arzt aufsuchen sollten Sie auch, wenn beim Liegen in der Seitenlage Schmerzen im oberen Hüftgelenk auftreten. In der Seitenlage zeigt der Oberschenkel vom Becken aus mit dem Knie nach unten zur Matratze, der Oberschenkelkopf tendiert aus dem Hüftgelenk. Auch hier kann ein Polster entlastend wirken. Daher sollten Sie ihn zwischen Knie und Oberschenkel legen oder so unter den oberen Teil des Oberschenkels, daß die Beinstellung waagrecht und der Oberschenkelkopf muskulär in der Gelenkspfanne gehalten ist.

Auf dem Rücken liegend können Sie viele Übungen ausführen: im Bett, auf der Campingliege oder in der Wiese. Zum Beispiel in der Früh im Bett, um den Kreislauf anzukurbeln. Auch wenn Sie aus Krankheitsgründen für längere Zeit das Bett hüten müssen und der Arzt es erlaubt, können Sie zur Belebung der Beine (Venen) sehr vieles mit *Ismakogie* unternehmen.

Ü: Die Beine sind gestreckt — auch beim Üben im Liegen halten Sie im Sprunggelenk zwischen Fuß und Unterschenkel den rechten Winkel! —, die Fersen weisen zueinander, die Vorfüße weisen leicht nach außen und bleiben in Richtung Schienbein gehalten. Die Arme liegen mit den Handrücken auf der Unterlage neben dem Körper. Sie versuchen, gedanklich-muskulär mit den Fersen zu gehen, danach mit den Knien gehen und anschließend mit den Oberschenkeln.

Ü: Auch mit den Zehen üben. »Klavier spielen« oder alle Zehen heben und senken, alle Zehen beugen und strecken und auseinanderspreizen. Die beiden großen Zehen aufstellen und beugen, dann alle kleinen Zehen aufstellen und beugen. Die Zehen in Richtung Fußsohle beugen, lösen, aufstellen und in Richtung Rist heranführen. Das alles dient dazu, die Zehen beweglicher zu machen.

Ü: Versuchen Sie, abwechselnd den rechten und den linken Vorfuß (Ballen) in Richtung Schienbein heranzuführen. Den rechten Vorfuß langsam heran zum Schienbein ziehen. Beim langsamen Lösen des Muskelzuges nicht den Vorfuß (mit der Fußsohle) zur Unterlage hinunter führen. Anschließend den linken Vorfuß langsam zum Schienbein heranziehen — langsam lösen. Auch beide Vorfüße gleichzeitig langsam zum Schienbein heranziehen und dann den Muskelzug langsam lösen.

Ü: Die Beine sind gestreckt, die Vorfüße bleiben zum Schienbein herangezogen. Im Wechsel einmal die rechte, einmal die linke Ferse langsam von sich wegziehen, so als würden Sie mit den Fersen etwas von sich wegschieben. Über die Fersen die Achillessehne und die Wadenmuskulatur langziehen (»Ferse lang«) — langsam lösen.

Beim abwechselnden langsamen Langziehen der Fersen spüren Sie den Diagonalzug über den Bauchmuskeln. Nach merhmaligem Üben können Sie den Diagonalzug mit den Bauchmuskeln auslösen. Dieser muskuläre Zug setzt sich im Brustkorb und zu den Schultern fort und führt über die Arme bis in die Fingerspitzen. Anschließend öfters beide Fersen langsam gleichzeitig langziehen — lösen.

Ü: Die Beine sind gestreckt, die Vorfüße zum Schienbein sanft herangezogen. Langsam und sanft die Kniekehlen in Richtung Unterlage führen und langsam lösen. Wieder die Kniekehlen sanft und langsam hinunterführen und wieder lösen. Anschließend die Knie im Wechsel etwas nach oben führen, so als hätten Sie auf Ihren Knien einen Luftballon, den Sie sanft im Wechsel nach oben federn.

Ü: Die Beine sind gestreckt, die Vorfüße zum Schienbein herangezogen. Aus dem Hüftgelenk heben Sie das gestreckte rechte Bein langsam ein wenig vom Boden ab, die Ferse dreht zur Mitte hoch, der Vorfuß jedoch nach außen. Langsam die Fußdrehung lösen, dann erst das gestreckte Bein langsam ablegen. Langsam das gestreckte linke Bein aus dem Hüftgelenk etwas abheben, die Ferse dreht zur Mitte, der Vorfuß nach außen. Langsam die Drehung lösen, danach das Bein ablegen. Im Wechsel üben!

Ü: Die Beine liegen gestreckt nebeneinander am Boden, die Vorfüße sind zum Schienbein herangezogen, die Fersen drehen zueinander, die Vorfüße drehen nach außen und zur Seite. Oft üben!

Ü: Die gleiche Ausgangsstellung. Nun dreht gedanklich-muskulär die innere Oberschenkelmuskulatur nach außen, die seitliche aber außen hinunter und unten zueinander. Sie können jedoch auch mit der seitlichen Oberschenkelmuskulatur beginnen: außen muskulär hinunter drehen, unten zusammenführen und die innere Oberschenkelmuskulatur innen hochziehen — langsam lösen.

Ü: Die Beine im Knie beugen und die Un-

terschenkel zum Gesäß heranführen, bis sie mit den Fußsohlen zur Gänze auf der Unterlage aufliegen. Fersen schließen, die Vorfüße sind leicht geöffnet. Den Bodenkontakt erfühlen, beide Fersen langsam in die Unterlage drücken und muskulär zueinander ziehen, als würden sie sich muskulär verbinden — lösen.
Ü: Ohne die Innenfußkante von der Unterlage zu lösen, drücken Sie beide Fußaußenränder langsam in die Unterlage — und wieder langsam lösen. Anschließend die vorderen Kontaktpunkte (am Ballen) langsam in die Unterlage drücken und langsam lösen. Sie spüren beim Intensivieren des Bodenkontaktes, wie auch im Liegen der Körper muskulär erfaßt wird.
Ü: Die Beine sind angewinkelt, die Fersen geschlossen, die Füße halten Bodenkontakt. Sie schwingen mit beiden Beinen langsam aus den Hüftgelenken nach links und nach rechts. Wenn Sie während des Schwingens den Bodenkontakt intensivieren, wird die Schwingung kleiner; wenn der Bodenkontakt gelöst ist, wird die Schwingung größer, da die bewußte Muskelführung verlorengeht.

Im Liegen mit angewinkelten Beinen auch mit dem **Beckenboden** üben. Diese Übungen sind sehr zu empfehlen:

Ü: Afterschließmuskel langsam und sanft zusammenziehen und körpereinwärts hochziehen — langsam lösen.
Ü: Langsam und sanft die Scheidenmuskulatur schließen und körpereinwärts hochziehen — langsam lösen.
Ü: Den Blasenschließmuskel langsam und sanft zusammenziehen und körpereinwärts hochziehen — langsam lösen.

Versuchen Sie, diese Beckenbodenübungen mit den Schließmuskeln, einzeln oder alle zusammen, auch mit der **Atmung** zu kombinieren:

Ü: Langsam einatmen, beim langsamen Ausatmen Schließmuskeln langsam schließen und körpereinwärts hochziehen.

Im Liegen können Sie auch Ihre **Bauchmuskeln** bewußt einsetzen:

Ü: Die Beine sind abgewinkelt. Beim Ausatmen langsam den geraden Bauchmuskel (Zippverschluß) in Richtung Brustbein hochziehen. Beim Einatmen langsam lösen.
Ü: Zuerst Aktivierung der (inneren) unteren schrägen Bauchmuskeln: Langsam ausatmend die Bauchmuskeln von außen zur Mitte und hochziehen — langsam lösen beim Einatmen.
Ü: Die Taille, den muskulären Gürtel, beim Ausatmen langsam schmal zusammenziehen — langsam lösen beim Einatmen.
Ü: Die äußeren schrägen Bauchmuskeln von den Rippen beim Ausatmen langsam zur Mitte und in Richtung Schambein ziehen — langsam lösen beim Einatmen.
Ü: Die Beine bleiben abgewinkelt, die fünf Lendenwirbel der Reihe nach langsam zur Unterlage führen — langsam lösen. Langsam die Lendenwirbelsäule zur Unterlage führen und vorne die Bauchmuskeln hochziehen — langsam lösen.
Ü: Die Lendenwirbelsäule langsam zur Unterlage führen und die Beckenbodenmuskeln schließen und körpereinwärts hochziehen.

Im Liegen den **Atemrhythmus** erfühlen:

Ü: Legen Sie eine Hand auf den Unterbauch, unter den Nabel, und spüren Sie, wie sich der Bauch beim Einatmen sanft hebt. Beim Ausatmen wird der Bauch muskulär aktiviert: Der Bauch sollte sich senken. Beim langsamen Ausatmen die Lendenwirbelsäule langsam zur Unterlage führen, beim Einatmen langsam lösen.

Abschließend die Hände links und rechts seitwärts auf die unteren Rippen legen: einatmen — Rippen weiten sich; ausatmen — Brustkorb verengt sich.

Ü: Das rechte Bein ist angewinkelt, das linke wird zur »Ferse lang« gestreckt. Dann fließend wechseln: Das gebeugte rechte Bein schiebt auf den Fußpunkten nach vorne bis zur »Ferse lang«-Haltung. Das gestreckte linke Bein wird langsam gebeugt und auf den Kontaktpunkten zum Körper herangeführt.

Ü: Beide Beine sind gestreckt, die Vorfüße zum Schienbein herangezogen. Sie heben langsam das rechte Bein hoch, so daß die Fußsohle nach oben weist. Beim nach oben gestreckten Bein im Knie langsam den Unterschenkel beugen, den Fuß langsam zur Unterlage abstellen und auf den Kontaktpunkten langsam nach vor zur Streckung gleiten lassen, Vorfuß zum Schienbein heranziehen.

Das gestreckte linke Bein langsam anheben, die Fußsohle zeigt nach oben, den Unterschenkel langsam im Knie beugen, langsam abstellen und auf den Kontaktpunkten zur Streckung vorgleiten. Öfters üben!

Ü: Die Vorfüße langsam in Richtung Schienbein heranziehen und den Muskelaufwärtszug über die Beine und die Bauchmuskeln weiterfließen lassen. (Sie sollten dabei den muskulären Halt bis zum Hals-Kinn-Winkel fühlen.) Langsam lösen.

Ü: Den Körper aus der muskulären Mitte hinauf bis zum Kopf und hinunter bis zu den Füßen zur Streckung bringen. Die Arme liegen mit gestrecktem Mittelfinger und mit den Handflächen seitlich an einer gedachten Hosennaht. Die Vorfüße sind herangezogen und bleiben in dieser Haltung. Die Wirbelsäule strecken und die Schultern außen zum Boden führen. Ihr körpereigenes Mieder, die Bauchmuskeln, zur Mitte und hochziehen, der Nacken ist »lang« gehalten. Nun aus der Körpermitte sich nach unten strecken, über die Beine, bis die Fersen langgezogen sind. Die Streckung aus der Mitte nach unten und nach oben langsam lösen.

Ü: Die Arme gestreckt über den Kopf mit den Handrücken auf die Unterlage legen. Die Beine und die Arme gleich weit grätschen. Beide Vorfüße sind zum Schienbein herangezogen und bleiben in dieser Haltung. Aus der Muskelmitte sich langsam strecken, die rechte Ferse langsam langziehen und den rechten Mittelfinger langsam strecken und langziehen — langsam lösen. Dann die linke Ferse langsam langziehen und den linken Mittelfinger strecken und langziehen — langsam lösen.

Ü: Die Vorfüße bleiben zum Schienbein herangezogen, langsam beide Fersen langziehen und gleichzeitig beide Mittelfinger langsam strecken und langziehen — langsam lösen.

Im Liegen den **Diagonalzug über die Körpermitte** aktivieren:

Ü: Die Vorfüße bleiben zum Schienbein herangezogen. Die linke Ferse langsam langziehen und den rechten Mittelfinger langsam strecken und langziehen — langsam lösen.
Die rechte Ferse langsam langziehen und den linken Mittelfinger langsam strecken und langziehen — langsam lösen.
Ü: Die Arme sind gestreckt, die Handflächen zeigen zu einer gedachten Hosennaht, die Vorfüße sind und bleiben zum Schienbein herangezogen. Ziehen Sie einmal den gestreckten rechten Mittelfinger langsam lang und lösen, dann den gestreckten linken Mittelfinger langsam langziehen und lösen.
Ü: Nun ziehen Sie den rechten gestreckten Mittelfinger zugleich mit der rechten Ferse langsam lang — langsam lösen.
Den gestreckten linken Mittelfinger gleichzeitig mit der linken Ferse langsam langziehen — langsam lösen.

Im Liegen die **Körpermitte** beweglich erhalten oder beweglicher machen:

Ü: Die Vorfüße sind zum Schienbein herangezogen, die Hände liegen gestreckt mit den Handflächen an einer gedachten Hosennaht. Ziehen Sie den rechten gestreckten Mittelfinger langsam lang und führen ihn außen das Bein hinunter, der Oberkörper wird aus der Körpermitte zur Seite mitgeführt. Langsam lösen, die Wirbelsäule in die Gerade zurückführen.
Ü: Der Oberkörper liegt gerade. Nun den linken Mittelfinger langsam gestreckt an der gedachten Hosennaht entlang- und hinunterziehen. Der Oberkörper wird dabei aus der Mitte zur Seite geneigt.
Beim langsamen Lösen den Körper in die gerade Linie zurückbringen.

Auf dem Rücken liegend werden die **Gesichtsmuskeln** durch konzentriertes, oftmaliges Üben und mit zunehmender Praxis mehr und mehr erfühlt. Sie sollten sich dazu Zeit nehmen und gedanklich die Muskelbewegungen mitverfolgen. Mit dem Erfolg, daß Sie Ihre Muskelzüge im Gesicht ordnen lernen: ein »Sich-selbst-Liften«.
Wichtig ist, speziell bei Gesichtsübungen, auf den Hals-Kinn-Winkel zu achten. Verspannen Sie nicht Ihr Gesicht, indem Sie die Lippen fest geschlossen halten. Die Lippen sollen leicht geöffnet sein und lächeln.

Ü: Ziehen Sie langsam gedanklich-muskulär die Ohren in Richtung Unterlage hinunter — langsam lösen. Oft üben! Dasselbe mit Ihrem Gehörgang — langsam lösen.
Ü: Sie schauen gerade nach oben, die Augen sind und bleiben weit geöffnet, der Blick bleibt nach oben gerichtet. Ziehen sie nun langsam gedanklich-muskulär Ihre äußeren Augenwinkel in den Haaransatz — langsam lösen.
Ü: Anschließend ziehen Sie langsam gedanklich-muskulär Ihre Schläfen in Richtung Schädel hinauf — langsam lösen.
Sie können diese Übungen miteinander verbinden. Die Augen bleiben dabei geöffnet. Zunächst denken Sie Ihre Augenwin-

kel langsam zum Haaransatz hinauf, dann ziehen Sie gedanklich-muskulär die Schläfen zur Schädelhaube. Versuchen Sie, langsam zuerst die Schläfen zu lösen, anschließend lösen Sie bis zu den Augenwinkeln.

Ü: Denken Sie im Liegen an einen Brillenrand, den Sie in einem gedachten Achter muskulär umschauen. Die Augen sind geöffnet. Sie beginnen den muskulären Achter im rechten inneren Augenwinkel. Sie schauen nach unten, nach außen, über den äußeren Augenwinkel nach oben in Richtung Augenbraue, schließlich zum Nasenrücken.

Nun beginnen Sie die zweite Schlinge zu umschauen, vom linken inneren Augenwinkel nach außen zum äußeren Augenwinkel und weiter über die Augenbraue zum Nasenrücken. Vom rechten Auge innen nach außen rund um das Auge schauen und über den Nasenrücken zum linken Auge auch rundherum schauen.

Ü: Ihre Augen sind weit geöffnet und schauen geradeaus nach oben, der Blick bleibt nach oben gerichtet. Beobachten Sie, ohne nach links und rechts zu schauen, wie weit seitwärts, links und rechts, Sie alles oder vieles sehend wahrnehmen. Desgleichen beobachten Sie, wieviel von dem Sie wahrnehmen, was weit vor bzw. hinter Ihnen ist.

Nun können Sie langsam mit den Augen kleinere und größer Kreise in eine Richtung schauen; anschließend die Kreisrichtung wechseln.

Eine empfehlenswerte Übung im Liegen zur **Festigung des Unterkieferbereichs** und **vorbeugend gegen ein Doppelkinn**:

Ü: Die Zungenspitze liegt innen an den unteren Schneidezähnen an, die Lippen und der Unterkiefer sind leicht geöffnet. Die Zunge an den Gaumen drücken, so als würden Sie etwas vom Gaumen absaugen. Nun führen Sie mit der Zunge Saugbewegungen am Gaumen aus, und zwar von vorne (über den Gaumen) nach hinten, bis hinunter in Richtung Schlund.

Die Zunge wieder an den Gaumen anlegen und sie über den Gaumen nach rechts und links bis hin zu den Zähnen ausbreiten.

3 Übungen zur Belebung und Stärkung der Fuß- und Zehen-Muskulatur; Aktivieren der Fußgewölbe und Sprunggelenke; Übungen für die Unterschenkelmuskulatur und die Durchblutung der Beine sowie der Füße

Der Fuß ist ein Stütz- und Fortbewegungsorgan. Er besteht aus
sieben *Fußwurzelknochen*: dem *Sprungbein*, das die Körperlast vom Schienbein übernimmt. Unter dem Sprungbein liegt der größte und stärkste Fußwurzelknochen, das *Fersenbein*, an dem hinten die Achillessehne ansetzt. Am Fußaußenrand befinden sich das *Würfelbein*, zur Innenseite hin das *Kahnbein*, und nach vorne liegen die drei *Keilbeine*;
fünf *Mittelfußknochen* und
fünf *Zehen*, wobei die große Zehe, gleich dem Daumen, zwei Glieder aufweist, die übrigen Zehen jedoch drei Glieder besitzen (**Abb. 7**).

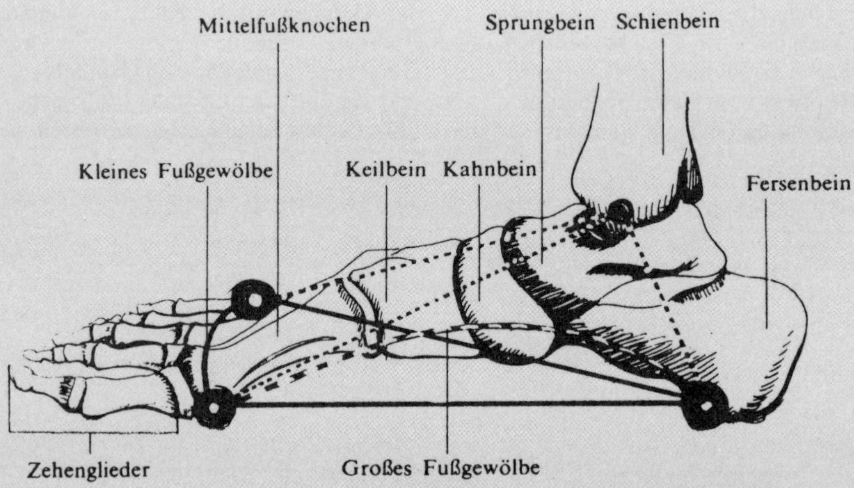

Abb. 7

3.1 Um die **Fußmuskeln** und **-bänder** zu stärken und die **Zehen** beweglich zu erhalten, sind Übungen mit den Zehen unerläßlich. In spitzen Schuhen werden die Zehen zusammengepreßt, so daß das Grundgelenk der großen Zehe von den Mittelfußknochen weggedrückt wird. Das kann zu einem Halux Valgus (Frostballen) führen. Abgesehen davon werden die Zehen in ihrer Beweglichkeit immer mehr eingeschränkt. Nützen Sie daher jede Gelegenheit, barfuß zu gehen, und achten Sie darauf, beim Gehen stets über die Kontaktpunkte abzurollen.
Sie können bei den nachstehenden Übungen, die Sie im Stehen oder Sitzen ausführen, spüren, wie sich die Fußgewölbe muskulär beleben und anheben.

Ü: Die Fersen weisen zueinander, den Bodenkontakt intensivieren, die Ballen bleiben am Boden gehalten. An beiden Füßen die Zehen langsam vom Boden abheben und langsam ablegen. Öfters wiederholen!
Ü: Anschließend, bei intensiviertem Bodenkontakt der Ballen, alle Zehen abheben und langsam nach oben strecken. Die Streckung lösen und die Zehen senken, die Zehen heben und strecken, lösen und senken.
Ü: Die Ballen bleiben am Boden. Die Zehen der Reihe nach einzeln, mit der großen Zehe beginnend, vom Boden abheben und von der kleinen Zehe an der Reihe nach einzeln wieder ablegen. Öfters wiederholen!
Ü: Die Zehen abwechselnd heben und senken, so als würden Sie damit Klavier spielen. Die Finger können die gleichen Bewegungen mitüben.
Ü: Die Zehen strecken, langsam spreizen und ebenso langsam wieder schließen.
Ü: Die Zehen zu den Ballen heranziehen — die Ballen bleiben dabei am Boden — und sie dann nach vorne schieben und strecken. Wiederholen!
Ü: Die Zehen vom Boden abheben, nach oben strecken und halten — Streckung lösen. Die Zehen nicht auf den Boden legen, sondern von oben herab beugen. Öfters wiederholen!
Ü: Mit den Zehen kreisende Bewegungen ausführen, die Ballen bleiben dabei am Boden. Nun die Zehen am Boden nach vorne strecken und gestreckt abheben, abgehoben beugen, gebeugt ablegen und wieder die Zehen am Boden nach vorne strecken, heben, beugen, ablegen.
Ü: Jetzt die Kreisrichtung ändern: Die Zehen am Boden zu den Ballen heranbeugen, gebeugt heben, dann nach oben strekken, gestreckt ablegen und am Boden wieder zu den Ballen beugen. Das ganze noch einmal!
Ü: Öfters die großen Zehen langsam vom Boden abheben, deren Grundgelenke jedoch fest am Boden halten, die kleinen Zehen bleiben am Boden — die großen Zehen senken.
Ü: Die großen Zehen langsam vom Boden abheben, sanft nach oben strecken und halten. Sie spüren an der Fußinnenkante, wie das Längsgewölbe muskulär hochgehalten ist. Langsam die Streckung der großen Zehe lösen — ablegen. Das Längsgewölbe ist abgeflacht.
Ü: Die Großzehengrundgelenke halten festen Bodenkontakt. Nun die großen Zehen heben, sanft strecken und halten. Sie spüren, wie die Streckung den Körper aufwärts fließt — lösen.
Ü: Anschließend die großen Zehen am Boden halten und alle kleinen Zehen mehr-

mals heben und senken. Auch bei dieser Übung ist die Muskelaktivität in den Fußgewölben deutlich zu spüren.
Ü: Die Ballen bleiben am Boden. Abwechselnd einmal die großen, dann die kleinen Zehen heben und senken.
Ü: Die Vorfüße weisen in V-Form nach außen, die Fersen sind geschlossen, festen Bodenkontakt halten. Die Ballen bleiben am Boden, die Zehen beider Füße zur Mitte hin zueinander ziehen — und lösen. Die Zehen schieben sich von selbst nach außen in die gewohnte Haltung.
Ü: Die Fersen sind geschlossen, festen Bodenkontakt halten, die Ballen bleiben am Boden. Die Zehen beider Füße abheben und zueinanderführen, danach lösen und am Boden ablegen. Die Zehen heben, zueinanderführen, lösen und ablegen. Die Zehen heben, nach innen ablegen, nochmals heben, lösen und nach außen ablegen.

Wenn sie einen **Halux Valgus** (Frostballen) im Großzehengrundgelenk haben und sich die große Zehe zu den kleinen drängt, können die nächsten beiden Übungen für Sie von Nutzen sein:

Ü: Den Gummiring eines 1-l-Einsiedeglases doppelt gelegt über das erste Glied (im Bereich des Zehennagels) der beiden großen Zehen schlingen, die Fersen sind geschlossen. Sie versuchen nun, die Ballen auseinanderzuziehen, um mit den großen Zehen den Gummiring sanft zu dehnen — langsam lösen (**Abb. 8**). Wiederholen!
Sie bemerken selbst, wie sich die großen Zehen von den kleinen wegziehen und geradestellen.

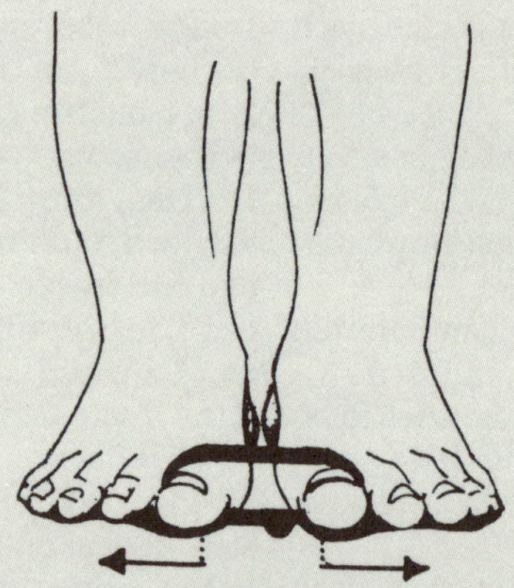

Abb. 8

Die folgende Übung führen Sie am besten **barfuß** aus.

Ü: Aufrecht und muskulär gehalten sitzen. Die Füße in Schrittstellung bringen und mit den Kontaktpunkten am Boden aufsetzen, die Fersen weisen leicht zur Mitte. Beim hinteren Fuß die Zehen vom Boden abheben, den vorderen schieben Sie mit der Achillessehne zwischen die große und die zweite Zehe. In dieser Stellung wird die große Zehe durch die dazwischengeschobene Achillessehne von der zweiten Zehe weggedrückt und begradigt.
Sie können auch mit der Ferse und der Achillessehne die große Zehe sanft wegdrücken — lösen.
Die Schrittstellung wechseln und mit dem anderen Fuß üben!
Diese Übung kann auch in der Beinstellung »Ferse lang« ausgeführt werden.

Nun noch einige Übungen, die besonders bei **Autofahrten** und in einem **Flugzeug** durchgeführt werden können (allerdings ebenfalls ohne Socken oder Strümpfe besser durchführbar):

Ü: Die Fersen weisen immer zueinander und die Knie leicht nach außen. Die Zehen langsam heben und senken, langsam spreizen, strecken und langsam beugen. Die Zehen verschiedentlich langsam heben und senken und auch einmal die großen und die kleinen Zehen einzeln langsam heben und senken. Den Bodenkontakt einhalten und festigen, den muskulären Aufwärtszug über die Wadenmuskulatur erfühlen.

Ü: Die Fußgewölbe durch verschiedene Übungen aktivieren. Die Sprunggelenke sanft beleben und auch die Venenpumpe üben. Sie können auf dem Platz gehen oder marschieren, und niemand merkt es.

Ü: Im Sitzen langsam auf dem Platz gehen. Zuerst die Füße beim Gehen wenig abheben, dann nur 5, 2 und 1 Zentimeter; weitergehen und nicht mehr abheben, so als würden Sie zwar abheben wollen, aber die Füße sind am Boden angeklebt. Versuchen Sie, beim Gehen die Füße muskulär hochzuziehen, die Fußpunkte bleiben dabei fest am Boden. Sie können nun, ohne die Füße anzuheben, verstärkt gedanklich-muskulär nur mit den Fersen gehen oder nur mit den Fußaußenrändern oder auch nur mit den vorderen Kontaktpunkten, den Ballen.

3.2 Das **Längsgewölbe** oder **Große Fußgewölbe (Abb. 7)** befindet sich zwischen der Ferse und den Ballen. Beim Senkfuß flacht das Längsgewölbe ab. Das **Quergewölbe** oder **Kleine Fußgewölbe (Abb. 7)** liegt im Bereich der Mittelfußknochen, quer über dem Ballen zwischen Klein- und Großzehengrundgelenk. Beim Spreizfuß flacht das Quergewölbe ab, der Ballen wird breiter.
Das Gewicht des Körpers wird über die Fußwölbungen auf den Fersenpunkt und auf das Großzehen- und das Kleinzehengrundgelenk übertragen.
Nur eine kräftige und aktive Fußmuskulatur erhält diese Wölbung. Voraussetzung dafür ist der bewußte, feste **Bodenkontakt**. *Die Zehen dabei jedoch nicht an den Boden drücken!*
Sie können beim muskulären Einsatz der einzelnen Bodenkontaktpunkte fühlen, wie sich die Fußgewölbe aktivieren und muskulär aufbauen.

Ü: Wenn Sie den Fersendruck in den Boden verstärken, spüren Sie von den Fersen aus das Aktivieren der Fußwölbungen.
Ü: Wenn Sie den Druck der Fußaußenränder, von den Fersen bis zu den Kleinzehengrundgelenken, in den Boden verstärken und dabei die Fußinnenkante nicht vom Boden abheben, können Sie auch hier spüren, wie sich vom Kontakt der Fußaußenränder die Fußwölbungen muskulär anheben.
Ü: Die Zehen sind vom Boden gelöst, alle Kontaktpunkte bewußt in den Boden drükken. Versuchen Sie, ohne die Groß- und Kleinzehengrundgelenke vom Boden abzuheben, die Ballen langsam muskulär in Richtung Ferse zu schieben; die Fußwölbungen sind angehoben — langsam lösen. Wieder die Ballen nach hinten in Richtung Ferse schieben und lösen.
Ü: Bodenkontakt intensivieren. Langsam muskulär die Fersen nach vorne in Richtung Ballen schieben — langsam lösen. Wieder die Fersen langsam muskulär in Richtung Ballen führen und lösen.
Ü: Bodenkontakt halten. Von den Ballen, die Sie nicht vom Boden lösen, ziehen Sie Ihre Fußgewölbe hoch und muskulär nach hinten zu den Fersen, die Sie in den Boden drücken. Langsam die muskulären Züge zu den Ballen zurückfließen lassen. Wieder von den Ballen die Fußwölbungen hoch- und zu den Fersen zurückziehen — langsam lösen.
Ü: Nun umgekehrt. Fersenkontakt halten, von den Fersen ziehen Sie die Gewölbe hoch und weiter muskulär nach vorne zu den Ballen, die Sie in den Boden drücken. Langsam die Muskelzüge zu den Fersen zurückfließen lassen.
Ü: Halten Sie festen Bodenkontakt. Sie intensivieren nun den Druck der Groß- und Kleinzehengrundgelenke und der Fersen, ziehen die Großen Fußgewölbe hoch und spannen die Gewölbe nach außen zu den Fußaußenrändern, die Sie in den Boden drücken — langsam lösen.
Ü: Im Wechsel die vorderen Ballenpunkte und über die Fußwölbung die Fersen bewußt in den Boden drücken. Öfters wiederholen. Bei dieser sehr wirksamen und kaum sichtbaren Übung werden die Bänder über den Gelenken belebt und gekräftigt, ohne sie auszudehnen.
Ü: Die Fersen bleiben geschlossen gehalten. Mit beiden geschlossenen Fersen erst nach rechts, dann nach links kreisen. Anschließend gleichzeitig einzeln mit beiden Fersen klein kreisen. In der Mitte hoch- und

außen hinunter- und am Boden zueinanderkreisen. Immer kleiner kreisen.
Ü: Beobachten Sie im Stehen Ihre inneren Knöchel (Schienbein) im Sprunggelenk. Sie können beobachten: Wenn kein bewußter Bodenkontakt gehalten ist, neigen die inneren Knöchel zueinander, der Fuß knickt im Sprunggelenk leicht nach innen. Verstärken Sie bewußt den Bodenkontakt von den Fersen über den Fußaußenrand, das Klein- und Großzehengrundgelenk, und Sie spüren dabei, wie sich die inneren Knöchel nach außen ziehen und die Fußfesseln gefestigt gehalten sind. Auch die Fußwölbung ist muskulär angehoben. Beim Nichteinhalten des Bodenkontaktes können Sie das Einwärtsneigen der inneren Fußknöchel spüren wie auch das Loslassen des muskulären Halts in den Fesseln und das Absinken in den Fußgewölben beobachten. Wenn Sie über gehaltenem Bodenkontakt die Fußgewölbe hochziehen, spüren Sie auch das muskuläre Erfassen der oberen Sprunggelenke.
Ü: Den Bodenkontakt verstärken. Vom oberen Sprunggelenk den inneren Knöchel langsam muskulär aufwärtsziehen und loslassen.
Ü: Den Bodenkontakt halten und den inneren Knöchel langsam muskulär aufwärts-, dann gedanklich-muskulär nach außen in Richtung äußeren Knöchel ziehen. Die Fußinnenkante nicht vom Boden lösen. Sie spüren starken muskulären Halt im oberen Sprunggelenk, die Fußfesseln sind muskulär schmal gehalten — ohne großen Bewegungsablauf. Die Fesseln lockern sich beim langsamen Lösen.
Ü: Bodenkontakt halten. Die inneren Fußknöchel mehrmals langsam muskulär hochziehen und die äußeren Knöchel langsam hinunter zum gehaltenen Fußaußenrand ziehen, dann langsam loslassen.

3.3 Das obere und das untere Sprunggelenk

Wie eine zweizinkige Gabel ist das untere Ende des Schienbeines und des Wadenbeines innen und außen am zweitgrößten Fußwurzelknochen gelenkig mit dem Sprungbein verbunden und bildet das **obere Sprunggelenk**. Kräftige Bänder sichern das Gelenk ab. Die Bewegungen zwischen den inneren und äußeren Knöcheln sind ein Heben und Senken des Vorfußes und der Ferse. Diese Bewegungen, miteinander verbunden, lassen sich mit dem Treten einer alten Nähmaschine vergleichen. Eine Teilbewegung des oberen Sprunggelenks ist auch das Treten der Pedale beim Autofahren. Beim fest stehenden Fuß kann der Unterschenkel gegen den Fuß gebeugt werden, wie in der Kniebeuge oder im Stehen beim Vor- und Zurückschwingen aus dem Sprunggelenk.
Das darunterliegende **untere Sprunggelenk** befindet sich im Bereich zwischen Sprungbein, Fersenbein und Kahnbein. Es ist eine Zusammensetzung zweier hintereinander liegender Gelenksräume. Auch hier sichern kräftige Bänder das

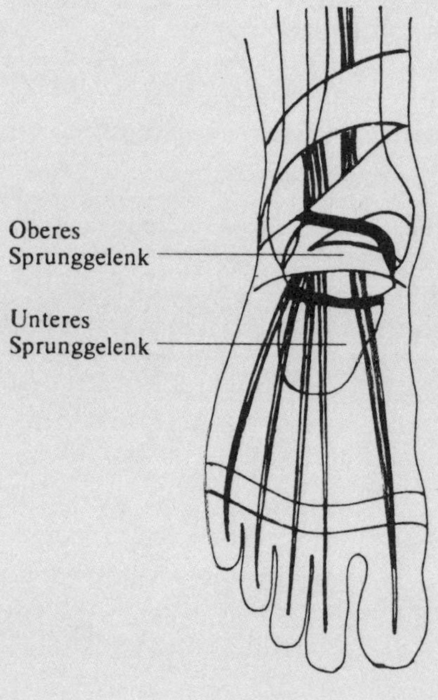

Abb. 9

Gelenk. Die Bewegungen im unteren Sprunggelenk bestehen aus mehreren Teilbewegungen: das Anheben und Senken des Innen- und Außenrandes des Fußes und das Abspreizen und Heranholen der Fußspitze (**Abb. 9**).
Bei vielen Bewegungen, etwa beim Gehen, Laufen, Springen und beim Kreisen der Füße, arbeiten die oberen und unteren Sprunggelenke gemeinsam. Die Übungen festigen die Bänder und kräftigen die Muskeln, sie verbessern außerdem die Beweglichkeit der Gelenke. Die Übungen sind günstiger im Sitzen auszuführen, da die Körperbelastung geringer ist. Für die Unterschenkel wirken sich die Übungen belebend und formend aus, z. B. bei verkürzter Achillessehne und Wadenmuskulatur durch das Tragen hoher Absätze.
In diesem Zusammenhang ist die **Venenpumpe** besonders zu empfehlen. Sie dient der besseren Durchblutung der Wadenmuskulatur. Dabei kontrahieren die Muskeln zu den Gefäßen, beim Lösen der Muskelspannung fließt das Blut vermehrt durch. Der Pumpeffekt ist ein Verengen und Erweitern der Blut- und Lymphgefäße durch harmonisch und bewußt ausgeführte Übungen mit den Füßen:

Ü: Über die Wadenmuskulatur und die Achillessehne die Fersen in den Boden drücken und halten. Die Vorfüße langsam abheben und in Richtung Schienbein hochziehen, langsam lösen und die Vorfüße abstellen. Das Heben und Senken der Füße mehrmals wiederholen.
Wenn Sie, wie bei der vorher beschriebenen Übung, über verstärkten Fersenkontakt die Vorfüße langsam heben und gedanklich-muskulär zu den Bauchmuskeln hochziehen, können Sie erfühlen, wie der Bauch dabei muskulär gehalten ist. Beim Lösen der Vorfüße und Senken zum Boden wölbt sich der Bauch wieder.
Ü: Die Groß- und die Kleinzehengrundgelenke halten Bodenkontakt. Beide Fersen langsam abheben, zum Bodenkontakt senken, wieder abheben und senken.
Ü: Im Wechsel einmal die Fersen, dann die Vorfüße zunächst in größerer Bewegung heben und senken, wie bei einer alten Nähmaschine, schließlich das Heben und Senken immer kleiner ausführen, bis Fersen und Ballen nur mehr $^1/_2$ cm abheben; die Bewegung immer kleiner werden und ausklingen lassen.
Ü: Die Fersen sind geschlossen. Die leicht geöffneten Vorfüße nun wenig heben und wieder senken, doch dabei nach außen, zur Seite führen, dann hebend und senkend zur Mitte heranführen.
Ü: Die Fersen sind geschlossen. Mit den Vorfüßen nach rechts und dann nach links kreisen. Mit den Vorfüßen einzeln kreisen: in der Mitte hinauf und außen hinunter kreisen. Diese Kreise immer kleiner ausführen.
Ü: Die Fersen sind geschlossen. In dieser Haltung mit den Fersen erst nach rechts, schließlich nach links kreisen. Anschließend mit beiden Fersen gleichzeitig klein kreisen. In der Mitte hoch und außen hinunter und am Boden zueinander kreisen in immer kleinerer Bewegung.
Ü: Beobachten Sie im Stehen Ihren inneren Knöchel im Sprunggelenk: Wenn kein bewußter Bodenkontakt gehalten ist, tendieren die inneren Knöchel zueinander, der Fuß knickt im Sprunggelenk leicht nach

innen. Verstärken Sie jedoch den Bodenkontakt von den Fersen über den Fußaußenrand, das Klein- und das Großzehengrundgelenk, so spüren Sie, wie die inneren Knöchel nach außen ziehen und die Fußfesseln gefestigt gehalten sind. Auch die Fußwölbung ist muskulär angehoben. Beim Nichteinhalten des Bodenkontaktes können Sie das Einwärtsneigen der inneren Fußknöchel spüren und das Nachlassen des muskulären Halts in den Fesseln wie auch das Absinken in den Fußgewölben beobachten. Wenn Sie über festen Bodenkontakt die Fußgewölbe hochziehen, spüren Sie auch das muskuläre Erfassen der oberen Sprunggelenke.

Ü: Den Bodenkontakt verstärken. Vom oberen Sprunggelenk den inneren Knöchel langsam muskulär aufwärtsziehen und loslassen.

Ü: Bodenkontakt halten und den inneren Knöchel langsam muskulär aufwärtsziehen, dann gedanklich-muskulär nach außen in Richtung äußeren Knöchel. Die Fußinnenkante nicht vom Boden lösen. Sie spüren starken muskulären Halt im oberen Sprunggelenk, die Fußfesseln sind muskulär schmal gehalten — ohne großen Bewegungsablauf. Die Fesseln lockern sich beim langsamen Lösen.

Ü: Bodenkontakt halten. Die inneren Fußknöchel mehrmals langsam muskulär hochziehen und die äußeren Knöchel langsam hinunter zum gehaltenen Fußaußenrand ziehen, dann langsam lösen.

Ü: Ohne die Knie und die Oberschenkel zu bewegen, die Fußinnenränder etwas heben und dann senken. Immer weniger heben und nach dem Senken den Bodenkontakt der Innenränder verstärken.

Ü: Die Knie und die Oberschenkel ruhig halten, die Fußaußenränder etwas vom Boden heben — senken. Immer kleinere Bewegungen ausführen, nach dem Senken den Bodenkontakt der Fußaußenränder verstärken.

Ü: Ohne die Knie und die Oberschenkel zu bewegen, im Wechsel einmal die Fußinnenränder heben und senken, dann die Fußaußenränder. Immer kleinere Bewegungen im unteren Sprunggelenk ausführen, bis sie kaum mehr sichtbar sind. Zunächst die Fußaußenränder in den Boden drücken und lösen, danach die Fußinnenränder.

4 Sanfte Übungen für die Kniegelenke; zur Kräftigung und Straffung der Oberschenkelmuskulatur und für die Beweglichkeit der Hüftgelenke

4.1 Das Kniegelenk

Das Kniegelenk ist das größte und empfindlichste Gelenk des Körpers. Es verbindet den Unterschenkel mit dem Oberschenkel. Das untere Ende des *Oberschenkelknochens* mit den zwei Gelenksknorren, einem inneren und einem äußeren, berührt die fast ebene Gelenksfläche des *Schienbeines*, welches die Körperlast übernimmt, und bildet das Kniegelenk. Im Gelenk zwischen den Gelenksknorren liegen, wie ineinander verbundene halbe Zitronenscheiben, der *innere* und der *äußere Meniskus*. Eine kräftige Bändersicherung umhüllt und schützt das Kniegelenk: ein *vorderes* und ein *hinteres Kreuzband* sowie ein *inneres* und ein *äußeres Seitenband*. Vorne in den Muskeln des Schenkelstreckers ist die *Kniescheibe* eingebettet, die auch das Gelenk wie ein Schild schützt (**Abb. 10**).
Die Bewegungen im Knie werden muskulär geführt. Beim Strecken des Knies wird das Bein zu einer Einheit. Beim Beugen im Knie kann der Unterschenkel aus dem Knie schwingen, pendeln und kreisen. Die Knie sollen gestreckt, aber nicht durchgestreckt gehalten sein, da sonst das Becken unten nach hinten zieht und sich oben nach vorne schiebt. Es bildet sich dabei das Hohlkreuz. Die Knie sollen leicht nach außen weisen. Auch beim Sitzen ist darauf zu achten. So hält sich der Oberschenkel muskulär in der Gelenkspfanne des Hüftgelenks. Wenn die Knie zueinander gehalten werden, tendieren die Oberschenkel aus der Gelenkspfanne, was auf Dauer dem Hüftgelenk nicht zuträglich ist.
Die Übungen werden zum Großteil im Sitzen ausgeführt. Dabei kann das Knie ohne körperliche Belastung bewegt werden. Die Übungen beleben, kräftigen und festigen die Bänder und Muskeln, die durch muskulär aufbauende Bewegungen das Kniegelenk schützend umhüllen.
Auch diese Übungen können sie als **Beifahrer im Auto**, als **Autolenker in einer Pause**, auch im **Flugzeug**, am **Arbeitsplatz**, im **Restaurant** oder bei einer **Tischgesellschaft**, selbst im **Konzert** durchführen. Wo immer Sie längere Zeit sitzen, können Sie Ihr Kniegelenk beleben.

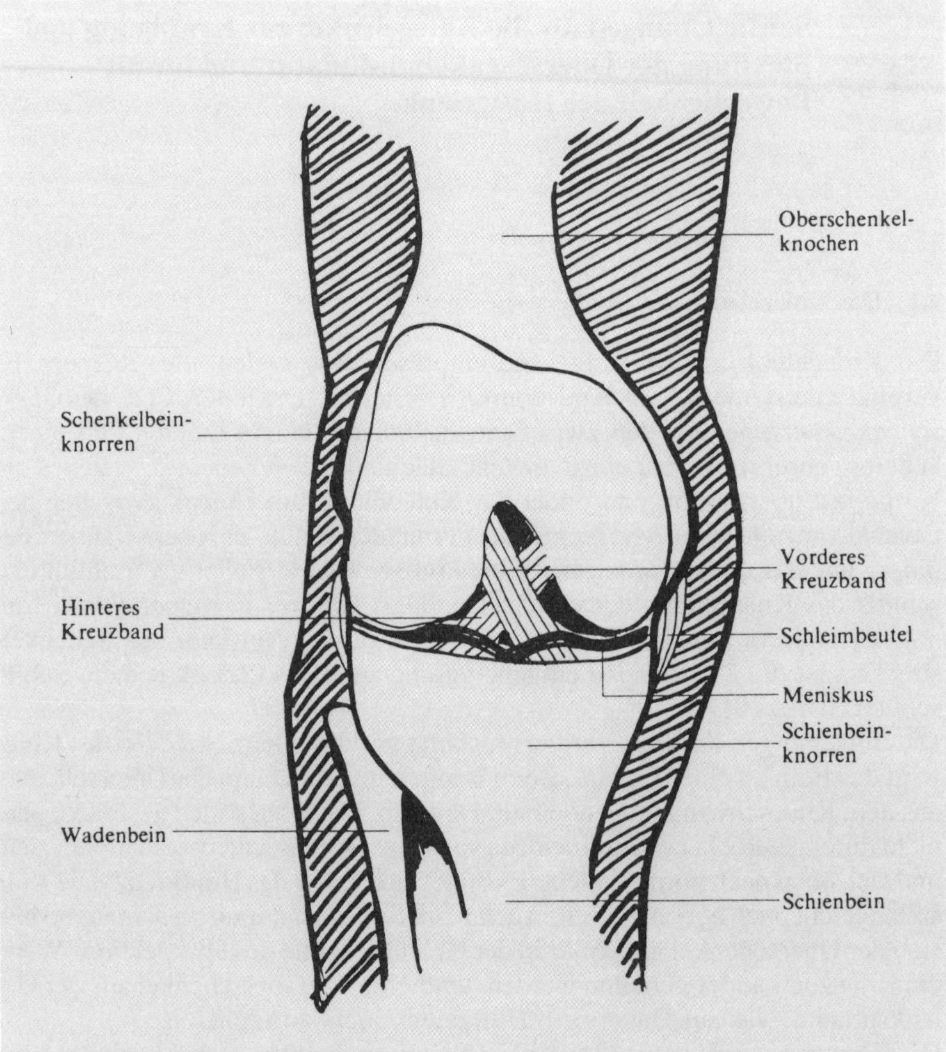

Abb. 10

Wenn Sie bei einem Bein den Bodenkontakt bewußt verstärken, hebt sich das andere leicht vom Boden ab und bleibt abgehoben. Beobachten Sie: Wenn beim Standbein der Bodenkontakt gelöst wird, sinkt das abgehobene Bein wieder zum Boden ab. Auch der Körper verliert seinen muskulären Halt.

Ü: Die Fersen weisen zueinander. Im Sitzen den Bodenkontakt verstärken, die Körperhaltung aufrichten und halten, den rechten Oberschenkel wenig vom Boden abheben und halten. Das linke Bein hält nun allein den Bodenkontakt und wird so zur tragenden und aufrecht haltenden Säule des Körpers, der während des Übens aufrecht und geradc gehalten werden sollte. Das Knie weist nach außen, der Unterschenkel hängt senkrecht hinunter. Ihn langsam mehrmals aus der Senkrechten wenig nach vorne schwingen, anschließend mehrmals langsam wenig nach hinten schwingen und beide Bewegungen verbinden. Den Oberschenkel langsam abstellen, Ferse zur Mitte und den Bodenkontakt einnehmen. Beinwechsel.

Ü: Bodenkontakt intensivieren und halten, den rechten Oberschenkel abheben, halten und nicht mitbewegen, das Knie weist nach außen. Anschließend pendelt der Unterschenkel öfters langsam und wenig nach innen, zuletzt langsam und wenig nach außen und innen, dann den Unterschenkel langsam auspendeln lassen. Das rechte Bein abstellen, Bodenkontakt.

Ü: Über Bodenkontakt den gleichen Bewegungsablauf mit dem linken Unterschenkel ausführen, das Knie weist nach außen. Mit dem Unterschenkel wenig langsam nach innen pendeln und langsam, nach außen und innen, auspendeln lassen. Oberschenkel abstellen, Bodenkontakt.

Ü: Den Bodenkontakt halten, aus der aufrechten Körperhaltung den rechten Oberschenkel wenig anheben, das Knie weist nach außen, langsam mit dem Unterschenkel kleine Kreise ausführen. In der Mitte nach vor, an der Körperseite außen zurück kreisen. Immer kleinere Kreise ausführen. Das Bein langsam abstellen und wieder Bodenkontakt.

Ü: Über Bodenkontakt den linken Oberschenkel wenig abheben, Knie weist nach außen. Langsam mit dem Unterschenkel klein kreisen, in der Mitte vor und außen zurück, dann kleiner kreisen. Das Bein langsam abstellen, Bodenkontakt einnehmen.

Ü: Über Bodenkontakt den Körper aufrichten und halten. Das linke Bein verstärkt den Bodenkontakt; den rechten Unterschenkel abheben, bis das Bein waagrecht gestreckt nach vorn weist, der Vorfuß ist herangezogen. Langsam das Bein über die Wadenmuskulatur und Achillessehne über die Ferse langziehen (von sich wegziehen), langsam lösen, den Unterschenkel langsam in den Winkel beugen und abstellen.

Ü: Bodenkontakt einnehmen und verstärken, langsam den linken Unterschenkel abheben, bis das Bein gestreckt ist, der Vorfuß ist herangezogen. Über Wade und Achillessehne die Ferse langziehen, langsam lösen, den Unterschenkel beugen und abstellen, Bodenkontakt.

Ü: Im Stehen Bodenkontakt einnehmen. Den Fersendruck langsam verstärken. Der Muskelaufwärtszug fließt über die Waden. Erfühlen Sie, wie sich die Knie zurück in die Streckung bewegen, aber dabei die Kniekehlen nicht durchdrücken.

4.2 Der Oberschenkel und das Hüftgelenk

Der **Oberschenkelknochen** ist der größte Knochen des Körpers. Das obere Ende, der kugelförmige *Oberschenkelkopf*, verbindet sich mit der *Gelenkspfanne* im Becken und bildet das **Hüftgelenk**. Das untere Ende mit den zwei Gelenksknorren verbindet sich mit dem Schienbein und bildet das Kniegelenk. Der Oberschenkelkopf wird mit zwei Dritteln seiner Oberfläche von der Gelenkspfanne des Beckens umfaßt. Ein ringförmiger *Faserknorpel* und kräftige *Bänder* geben diesem Nußgelenk sicheren Halt und die Stabilität für die aufrechte Beckenhaltung (**Abb. 11**).

Den Oberschenkel umhüllen kräftige *Muskeln*, die auch in verschiedene Bewegungsrichtungen arbeiten. Muskeln, die den Oberschenkel wegführen und solche, die den Oberschenkel heranziehen; Muskeln, deren Aufgabe es ist, den Oberschenkel nach außen oder einwärts zu drehen, und Muskeln, die an der Streckung oder Beugung beteiligt sind. Durch bewußtes Üben sollen Sie die einzelnen Muskelgruppen erfühlen und aktivieren lernen.

Die Übungen mit den Oberschenkeln sind auch Hüftgelenksübungen. Bei den Übungen ist zu beachten, daß der Oberschenkel, gleich wie bei den Kniegelenksübungen immer ein wenig nach außen weist, damit der Oberschenkelkopf muskulär in der Gelenkspfanne gehalten wird. Außerdem sollte man auch im täglichen Leben darauf achten, daß der Körper weder im Sitzen noch im Stehen in sich zusammensinkt, was bei einer schlechten Körperhaltung der Fall ist, da sonst die Körperlast auf die Gelenke drückt. Sanfte, kleine und auch unsichtbar ausgeführte Übungen beleben die Bänder, stärken die Muskeln, erhalten die Gelenke geschmeidig und beweglich. Wie bei jedem Gelenk, trifft auch auf das Hüftgelenk zu: Je mehr die Muskulatur um das Gelenk aktiviert und gekräftigt wird, umso mehr werden die Gelenke von der aktiven Muskulatur gehalten und gestützt.

Dem Oberschenkel kommt beim Heben und Senken des Beines die Führung zu. Daher beim Gehen bewußt den Oberschenkel aus dem Hüftgelenk heben und nicht nur aus dem Unterschenkel gehen. Auch die Oberschenkel- und Hüftgelenksübungen können überall und zu jeder Zeit ausgeführt werden. Sie werden selbst merken, wie belebend diese Übungen bei langem Sitzen sind.

Beim Üben *immer auf die aufrechte und gerade Körperhaltung achten* und — wenn es möglich ist — den *Bodenkontakt bewußt einhalten*.

Die nachstehenden Übungen, sofern sie im Sitzen ausgeführt werden, sind **Reisenden**, welchen nur wenig Raum zur Verfügung steht, besonders zu empfehlen.

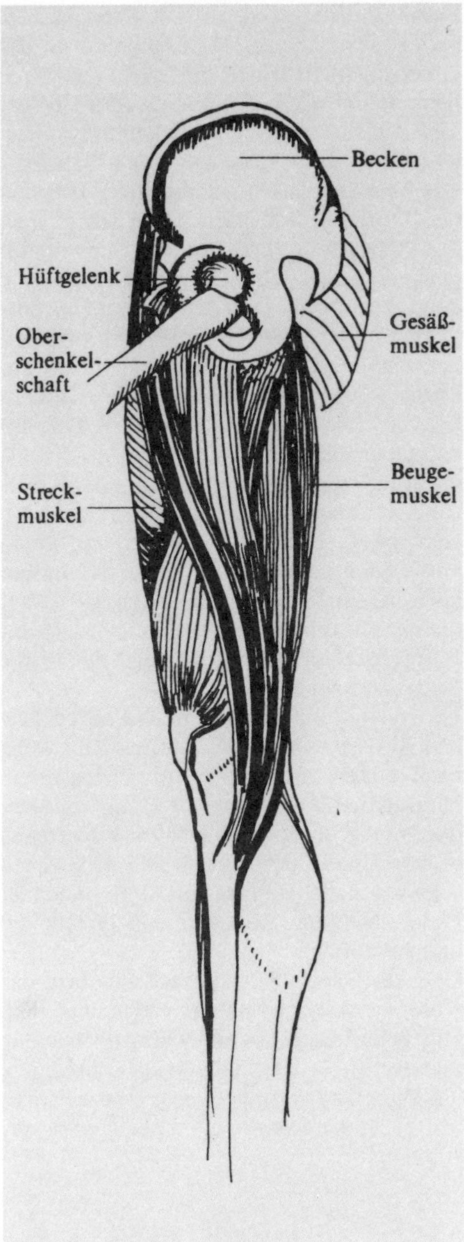

Abb. 11

Ü: Im Sitzen sollen Sie versuchen, auf dem Platz zu gehen, im Wechsel einmai den rechten, dann den linken Oberschenkel heben, weitergehen und immer weniger den Oberschenkel hochheben; weitergehen und nicht mehr abheben, weder den Ballen noch die Ferse vom Boden lösen, als wären die Punkte angeklebt. Gehen Sie, ohne abzuheben, gedanklich muskulär auf den drei Bodenkontaktpunkten. Sie gehen weiter, ohne abzuheben, etwas schneller und wieder langsamer. Je weniger das Bein beim Gehen abgehoben wird, umso mehr spüren sie die Muskelaktivität in den Oberschenkeln.

Ü: Im Sitzen die Körperhaltung über den Bodenkontakt aufrichten und halten. Die innere Oberschenkelmuskulatur mehrere Male langsam hochziehen, nach außen ziehen und langsam lösen. Oder die seitliche Oberschenkelmuskulatur langsam hinunter- und unten zueinanderziehen — lösen. Oder die seitliche Oberschenkelmuskulatur langsam außen hinunter- und die innere Oberschenkelmuskulatur wieder hochziehen.

Ü: Aufrecht sitzen und die Fersen geschlossen halten, den Bodenkontakt verstärken und halten. Die Knie weisen leicht nach außen. Im Wechsel einmal das rechte, dann das linke Knie langsam nach vorne schieben. Anschließend öfters den rechten und den linken Oberschenkel bewußt und langsam aus dem Hüftgelenk nach vorne schieben, dann immer weniger.

Ü: Im Stehen, die Fersen weisen zueinander, den Bodenkontakt verstärken und halten, die Knie nicht durchstrecken. Die innere Oberschenkelmuskulatur öfters langsam nach vorne ziehen und langsam lösen. Wieder langsam die Oberschenkelmuskeln von innen nach vorne ziehen und nach außen drehen. Langsam lösen, oft üben!

Ü: Die vorderen Oberschenkelmuskeln öfters langsam nach außen ziehen und lö-

sen. Dann wieder öfters langsam nach außen ziehen und nach hinten drehen — lösen.
Ü: Bodenkontakt halten, die seitlichen Oberschenkelmuskeln öfters langsam nach hinten ziehen und hinten zueinander führen, langsam loslassen.
Ü: Bodenkontakt halten. Die hinteren Oberschenkelmuskeln öfters langsam zueinander ziehen, langsam lösen, wieder öfters langsam zueinander ziehen und zwischen den Oberschenkeln nach vorne ziehen, langsam lösen.
Sie können auch diese Übungen miteinander verbinden. Sie ziehen mehrere Male langsam die inneren Oberschenkelmuskeln nach vorne und weiter zur Seite und dabei zur Bauchmuskulatur hoch, anschließend die seitlichen Oberschenkelmuskeln langsam nach hinten ziehen und hinten zueinander und in Richtung Ferse hinunter, dann in der Mitte nach vorne ziehen und langsam loslassen.
Ü: Die vorderen Oberschenkelmuskeln öfters langsam zur Seite und nach hinten ziehen, anschließend die hinteren Oberschenkelmuskeln langsam zueinander und zwischen den Oberschenkeln nach vorne ziehen — langsam lösen.
Ü: Im Stehen Bodenkontakt verstärken, am Fußaußenrand den Bodenkontakt intensivieren und halten. Die inneren Oberschenkel gedanklich-muskulär langsam zueinander ziehen, aber gleichzeitig langsam die seitliche Oberschenkelmuskulatur zum Fußaußenrand hinunterziehen und halten, die inneren Oberschenkelmuskeln langsam zueinander ziehen und langsam lösen.
Ü: Im Sitzen, die Fersen weisen zueinander, den Bodenkontakt verstärken, die Körperhaltung aufrichten und halten. Das linke Bein intensiviert den Bodenkontakt, der rechte Oberschenkel wird abgehoben, der Unterschenkel hängt hinunter, das Knie weist leicht nach außen. Aus dem Hüftgelenk langsam den Oberschenkel zuerst öfters und wenig hoch schwingen, den Aufwärtszug betonen, anschließend öfters langsam den Oberschenkel nach unten schwingen, den Abwärtszug betonen. Die Schwingungen verbinden, öfters langsam und wenig den Oberschenkel aus dem Hüftgelenk aufwärts und abwärts schwingen. Immer kleiner schwingen, langsam das Bein mit zur Mitte weisender Ferse abstellen, Bodenkontakt einnehmen und verstärken. Den linken Oberschenkel abheben, das Knie weist nach außen, langsam und öfters den Oberschenkel aus dem Hüftgelenk wenig hoch schwingen, dann öfters langsam und wenig abwärtsschwingen, anschließend langsam aufwärts- und abwärtsschwingen und immer kleiner auf und ab schwingen, langsam das Bein abstellen, die Ferse weist zur Mitte, Bodenkontakt einnehmen.
Ü: Bodenkontakt beim linken Fuß verstärken, das rechte Bein abheben, das Knie weist nach außen. Aus dem Hüftgelenk öfters langsam den Oberschenkel wenig zur Seite und wenig in Richtung Mitte schwingen, immer kleiner nach außen und nach innen schwingen, das Bein mit zur Mitte zeigender Ferse abstellen, Bodenkontakt einnehmen und verstärken.
Ü: Den linken Oberschenkel abheben, das Knie weist nach außen, öfters aus dem Hüftgelenk langsam und wenig nach außen und wenig in Richtung Mitte schwingen, das Bein langsam abstellen. Ferse weist zur Mitte, Bodenkontakt einnehmen und verstärken.

Die folgenden Übungen sind belebend für das **Hüftgelenk**:

Ü: Den rechten Oberschenkel abheben, das Knie weist nach außen. Aus dem Hüftgelenk öfters mit dem Oberschenkel langsam und klein kreisen, und zwar in der Mitte hoch und außen hinunter kreisen. Die Kreise immer kleiner ausführen. Langsam das Bein abstellen, die Ferse weist zur Mitte, den Bodenkontakt einnehmen und verstärken.

Ü: Den linken Oberschenkel abheben, das Knie zeigt nach außen. Aus dem Hüftgelenk öfters und langsam mit dem Oberschenkel kreisen, in der Mitte hoch und außen hinunter kreisen, immer kleiner kreisen, langsam das Bein abstellen und Bodenkontakt einnehmen.

Noch eine Anregung:

Ü: Die Oberschenkelmuskeln im Sitzen beleben, die innere Oberschenkelmuskulatur hoch- und nach außen ziehen und die seitliche Oberschenkelmuskulatur hinunter und unten zueinander führen. Um die untere Oberschenkelmuskulatur zu aktivieren, können Sie mit aufrecht gehaltener Wirbelsäule Ihre Gesäßmuskulatur gedanklich-muskulär in Richtung Knie nach vorne führen.

5 Das richtige und aufrechte Gehen

Auch das Gehen unterliegt unserem Willen. Ob wir gebeugt gehen oder muskulär aufrecht gehalten, körperbewußt und elastisch, hängt ganz von uns selbst ab. Achten Sie jedenfalls auf Ihren Gang — er ist ein Spiegel Ihres körperlichen und seelischen Befindens.

Häufig beobachtet man eine Haltung mit vorgeneigtem Oberkörper und ausladendem Gesäß, der Kopf ist dabei nach vorne gebeugt, so als wäre man dadurch früher am Ziel. Doch nicht der Kopf, sondern Füße und Beine sind es, die uns ans Ziel bringen. Das Gesicht wirkt meist verkrampft, die Lippen sind fest geschlossen. Die Augen werden zusammengekniffen, oder es eilt der Blick voraus, dem Bestimmungsort entgegen, die Füße und das Gesäß folgen gewissermaßen in einem Abstand nach. Eine solche Haltung vermittelt einen eher müden, schlaffen Gesamteindruck, keinesfalls wirkt er positiv.

Fehlhaltungen der Schultern entstehen beim Tragen von Taschen, sei es mit Riemen auf der Schulter oder auch in der Hand. Die Schulter wird dabei hochgezogen, weil die Tasche entweder herunterrutscht oder einfach zu schwer ist. Achten Sie daher immer auf eine harmonische, symetrische Schulterhaltung.

Wie schön ist hingegen ein aufrechter, elastischer Gang, das harmonisch schwingende Wechselspiel von Beugung und Streckung. Positiv gestimmte, glückliche Menschen erkennt man schon an der Art, wie sie gehen; sie gehen viel aufrechter und beschwingter.

Aus der aufrechten und geraden Körperhaltung ergibt sich ein aufrechter Gang, der bei bewußter Ausführung allmählich zur Selbstverständlichkeit wird. Beim Gehen haben Sie ein Stütz- oder Standbein, welches einen kurzen Moment, je nach Tempo, allein den Körper aufrecht hält und ihn über den Bodenkontakt zur Streckung führt. Das andere, von hinten nach vorne schwingende, leicht gebeugte Schwungbein setzt zu einer vor sich gedachten verlängerten Körpermittellinie mit der Ferse am Boden auf und beginnt die Körperlast zu übernehmen. Weiters rollt der Fuß ab, über den Fußaußenrand zum Kleinzehen- und Großzehengrundgelenk, bis alle drei Kontaktpunkte der Fußsohle am Boden sind und das Schwungbein zum Standbein wird, welches den Körper muskulär zur Streckung führt. Sie können den Unterschied beobachten. Beim aufrechten und zur Streckung geführten Gehen können Sie erfühlen, wie über die geordneten Bewegungen das ganze Bein beim Gehen von selbst nach außen gedreht wird, und die Ferse weist beim Aufsetzen auf dem Boden zur Mittellinie. Beobachten Sie Ihre Beine und Füße, wenn Sie gebeugt, schlampig, nicht muskulär gehalten gehen. Die Beine und die Fußspitzen tendieren nach innen, die Fersen weisen dabei nach außen.

Versuchen Sie als Übung das **richtige Gehen**:
Im Stehen über Bodenkontakt den Körper muskulär aufrichten, die Beckenhaltung korrigieren, das Steißbein denken Sie nach unten, die Bauchmuskeln hochziehen und die Schultern nach hinten und unten führen und lächeln. Sie denken sich Ihre senkrechte Körpermittellinie vor sich am Boden verlängert und setzen abwechselnd den rechten und den linken Fuß mit der Ferse auf der gedachten Linie auf — wie bei einem Ast die Blätter. Der Vorfuß weist dabei leicht nach außen. Aus dem Hüftgelenk den rechten Oberschenkel anheben und leicht nach außen drehen, der Unterschenkel hängt hinunter und wird nicht nach vorne geschwungen. Das Knie und die Fußspitzen weisen ein wenig nach außen, der rechte Fuß setzt als erstes mit der Ferse auf der gedachten Linie am Boden auf. Weiters über den Fußaußenrand zum Kleinzehengrundgelenk, über den Ballen nach innen zum Großzehengrundgelenk abrollen, alle drei Kontaktpunkte haben Bodenkontakt. Von den drei Kontaktpunkten aufwärts setzt die Körperaufwärtsstreckung ein, auch das Knie und das Hüftgelenk sind gestreckt.
Während das hintere linke Bein nach vorne schwingt und mit der Ferse aufzusetzen beginnt, rollt der rechte Fuß von der Ferse aus ab, über den Fußaußenrand zum Klein- und Großzehengrundgelenk, die große Zehe legt sich nieder. Über den Druck der großen Zehe gegen den Boden hebt der Fuß über die Großzehenspitze vom Boden ab. Das Standbein wird zum nach vorne schwingenden Schwungbein.
Beim geordneten, richtigen Gehen denken Sie Ihren Beckenboden und die Gesäßmuskulatur muskulär nach vorne in Richtung Knie. Oder das Steißbein nach unten und nach vorne denken.
Stets die Wirbelsäule und die Bauchmuskulatur hochziehen und halten.

Bergauf und bergab gehen, Stufen aufwärts und abwärts gehen

Beim Stufenaufwärts- und Bergaufgehen sieht man sehr viele Fehlhaltungen, oft mit weit vorgeneigtem Oberkörper, Rundrücken, hängenden Schultern und nach hinten gezogenem Gesäß. Diese Haltung wirkt sehr müde, ist alles andere als gesund, und schön ist sie auch nicht.

Beim Stiegensteigen und Bergaufgehen immer auf die aufrechte und gerade Körperhaltung achten. Wichtig ist die richtige Beckenhaltung. Die Bauchmuskeln sind zur Mitte hochgezogen und gehalten. Den Brustkorb nicht absinken lassen, sondern aus der muskulär gehaltenen Mitte allein tragen. Die Schultern weisen nach hinten und unten. Der Körper wird aufrecht und gerade über den verstärkten Bodenkontakt des Standbeines von einer Stufe zur anderen gehoben. Beim Beinwechsel zur nächsten Stufe wird das Standbein zum Spielbein, aus dem Hüftgelenk wird der Oberschenkel zur nächsten Stufe angehoben, das Knie weist leicht nach außen, der Fuß setzt mit zur Mitte weisender Ferse auf und wird zum tragenden Standbein des aufrechten Körpers.

Wenn Sie allein und unbeobachtet über die Stufen schreiten, können Sie auch hier eine Übung für die Oberschenkel ausführen: Die vor sich gedachte verlängerte Körpermittellinie beim Stufenaufwärtsgehen mit den Beinen abwechselnd mit zur Mitte weisenden Fersen weit überschreiten. Dabei immer den Körper aufrecht halten.

Beim Bergabgehen, wenn es sehr steil ist, oder wenn man Stufen abwärts geht, merkt man oft große Unsicherheit. Der Oberkörper wird sehr stark nach vorne geneigt, was erst recht zur Unsicherheit führt. Sie könnten hier leicht nach vorne stürzen.

Beim Abwärtsgehen ist genauso die aufrechte Körperhaltung und die richtige Beckenhaltung wichtig. Der Gesäßmuskel wird über die Sitzknorren nach vorne gezogen. Auch den muskulär gehaltenen Beckenboden nach vorne schieben und halten; die Bauchmuskeln werden hochgezogen und gehalten, die Schultern nach hinten und nach unten geführt.

Beachten Sie dies alles beim Abwärtsgehen. Versuchen Sie, öfters daran zu denken, bis diese Haltung zur Selbstverständlichkeit wird.

6 Übungen für die richtige Beckenhaltung; Festigung der Beckenbodenmuskulatur; Aktivieren und Stärken der Bauchmuskulatur; Straffen und Halten der Körpermitte

6.1 Das Becken

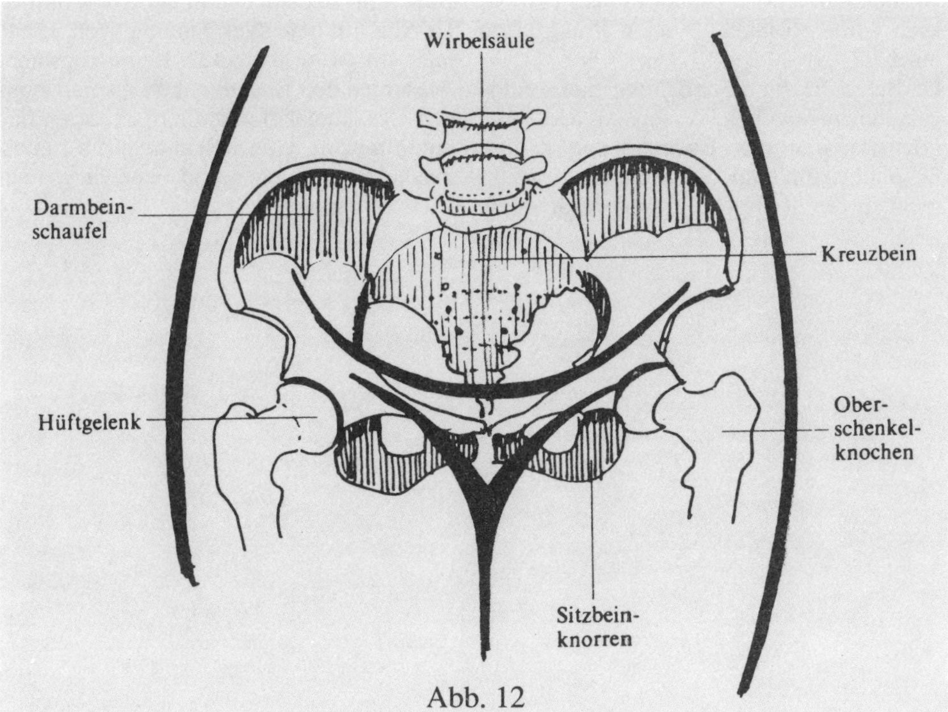

Abb. 12

Als nächstes Übungen für die richtige Haltung des Beckens. Im Sitzen und Stehen ist die Stellung des Beckens für die Körperhaltung sehr wichtig. Die Beckenstellung beeinflußt das Hüftgelenk und die Haltung der Wirbelsäule und trägt zur Festigung der Bauchmuskeln bei.
Achten Sie darauf, daß sie bewußt auf beiden Sitzknorren gleichmäßig sitzen. Die Sitzknorren spüren Sie, wenn Sie auf einer harten Sitzfläche sitzen. Sie kommen dabei in die richtige Beckenhaltung.

Ü: Mit aufrecht gehaltener Wirbelsäule im Sitzen den oberen Beckenrand sanft vorne hoch- und nach hinten schieben, keinen Rundrücken machen, Schultern bleiben nach hinten unten gehalten. Das Becken langsam loslassen und wieder den oberen Beckenrand vorne hochziehen und nach hinten schieben und — langsam lösen.
Beim aufrechten Sitzen den oberen Beckenrand sanft nach hinten halten, bis es selbstverständlich ist, aber nicht mit dem Brustkorb vorne absinken. Keinen Rundrücken machen!
Ü: Bei aufrechter Sitzhaltung und gerade gehaltenem Becken versuchen Sie, über Intensivierung des Bodenkontaktes, Ihre Gesäßmuskeln und die Sitzknorren senkrecht in die Sitzfläche hinunterzudrücken. Die Wirbelsäule aufrecht halten und nicht mit dem Oberkörper in das Becken absinken. Dabei sollten Sie spüren, wie sich Ihre Bauchmuskeln aktivieren. Langsam loslassen und wieder den Gesäßmuskel und die Sitzknorren hinunter in die Sitzfläche drükken und nun bewußt die Bauchmuskeln vom Schambein aufwärtsziehen, als würden Sie einen Hosenzippverschluß von unten nach oben schließen. Sie spüren das muskuläre Halten im Becken und in der Körpermitte.
Ü: Nun mit bewußter Atmung üben. Einatmen, die Mitte ist locker. Beim langsamen Ausatmen den Bodenkontakt intensivieren, den Gesäßmuskel und die Sitzknorren hinunterdrücken, vom Schambein die Bauchmuskeln hochziehen und beim langsamen Lösen einatmen.

6.2 Die richtige Beckenhaltung im Stehen

Bei allen Übungen rund um das Becken wird Ihnen die Beweglichkeit und die richtige Haltung des Beckens bewußt.
Im Becken lagern die unteren Verdauungsorgane, Darm, Blase und die Geschlechtsorgane. Nach vorne ist das Becken mit Inhalt durch die elastischen Bauchmuskeln geschützt und gehalten. Nach unten ist das Becken abgeschlossen mit der Beckenbodenmuskulatur. Beide werden beim Üben mitaktiviert. Sie können wahrnehmen und fühlen, wie beim Anheben des Beckens vorne und beim Nach-hinten- und Nach-unten-Führen die Beckenschale muskulär gehalten ist. Wenn sie wieder lösen, haben Sie das Gefühl, als würde die Beckenschale vergleichbar einer Schüssel nach vorne ausgeleert.
Sie spüren beim langsamen Loslassen der Beckenübung: Das Gesäß schiebt sich nach hinten und wird hinten angehoben, das Becken kippt von oben nach vorne und weiter nach unten, der Beckenboden wird nach hinten geschoben. Der Beckeninhalt drückt auf die Bauchmuskeln.

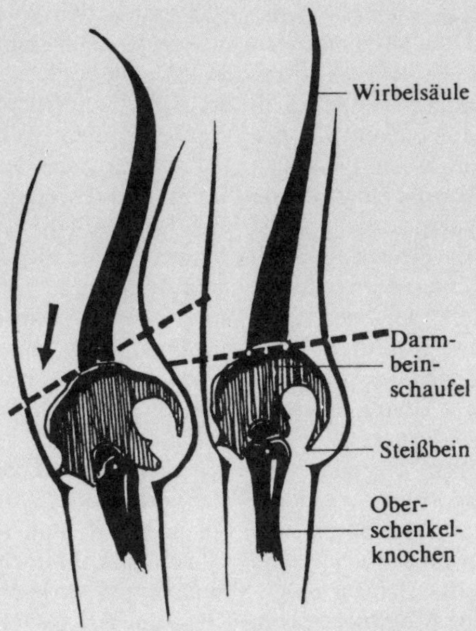

Abb. 13

Beim Tragen von Schuhen mit hohen Absätzen tendieren die Knie zum Durchdrücken, das führt zur Hohlkreuzhaltung. Auch hier ist das Becken oben nach vorne gekippt und zieht vorne nach unten.
Ob Sie stehen, gehen — bergauf oder bergab —, sitzen oder liegen, ob beim Stufensteigen oder Tanzen — denken Sie immer an die richtige Beckenhaltung. Auch während des Gehens können Sie das Becken vorne anheben und oben nach hinten führen oder es hinten hinunter und unten nach vorne führen.
Verschiedene Übungen des Beckens, miteinander verbunden, werden als **Beckenschaukel (Abb. 13)** bezeichnet:

Ü: Im Stehen Bodenkontakt verstärken, die Fersen weisen zueinander, die Knie nicht durchstrecken. Sie führen das Becken unten nach vorne in Richtung Leiste. Sie spüren, wie die Gesäßmuskulatur mitgeführt wird — lösen. Wieder das Becken unten nach vorne schieben — lösen.
Ü: Zwischen den Beinen ziehen Sie muskulär Ihren Beckenboden nach vorne. Sie spüren, wie sich die Gesäßmuskulatur zueinander- und nach vorne zieht — lösen. Wieder den Beckenboden muskulär zwischen den Oberschenkeln nach vorne ziehen — lösen.
Ü: Im Stehen Bodenkontakt verstärken, in Höhe des Schambereichs denken Sie, Sie würden mit der Leiste etwas sanft von sich wegschieben — lösen. Wieder langsam und sanft die Leiste nach vorne schieben. Sie sollten die Dehnung in diesem Bereich spüren, und auch das Becken unten wird mit nach vorne geführt — langsam lösen. Wiederholen Sie diese Übung mehrmals.
Ü: Im Stehen langsam das Becken oben nach hinten führen. Diese Übung »glättet« die Lendenwirbelsäule — langsam lösen. Wieder das Becken oben langsam nach hinten führen — langsam lösen.
Ü: Bodenkontakt verstärken, langsam und sanft die Lendenwirbelsäule nach hinten führen, auch hier wird das Becken mitgeführt — langsam lösen. Mehrmals üben. Oder Sie denken, Sie führen Ihren Nabel muskulär nach hinten in Richtung Lendenwirbelsäule — lösen. Öfters üben.
Ü: Auch hier wird das Becken mitgeführt: Sie führen langsam das Becken hinten hinunter und unten nach vorne, langsam lösen. Wiederholen Sie die Übungen oft. Nun führen Sie langsam das Becken unten nach vorne und ziehen vorne das Becken hoch — langsam lösen. Üben, üben!
Oder Sie heben das Becken vorne hoch und führen es oben sanft nach hinten — lösen. Wiederholen!
Ü: Aus der aufrechten Körperhaltung vom Becken hinten oben ziehen Sie Ihren Gesäßmuskel nach unten in Richtung Sitzknorren und weiter nach vorne zur Leiste. Das Becken wird hier wieder mitgeführt — langsam lösen.
Ü: Im Stehen bewußten Bodenkontakt halten. Vom Schambein aufwärts ziehen Sie langsam Ihre Bauchmuskeln über den Nabel hinauf zum Brustbein und Brustkorb. Sie spüre, wie das Becken mitgeführt wird — langsam lösen.
Sie können auch beide Übungen miteinander verbinden. Entweder zuerst den Gesäßmuskel nach unten führen und vorne die Bauchmuskeln hochziehen, oder zuerst die Bauchmuskeln hochziehen und hinten den Gesäßmuskel nach unten ziehen — lösen.

6.3 Der Beckenboden

Das Becken und der Bauchraum werden nach unten durch die kräftige und elastische **Beckenbodenmuskulatur** abgeschlossen. Diese Muskulatur hält und stützt die inneren Organe, wie den Darm, die Geschlechtsorgane, die Blase, und endet mit den Öffnungen des Enddarmes, der Harnröhre und der Scheide. Durch eine schlechte Beckenhaltung, durch Schwangerschaften, eine schwache Bauchmuskulatur, häufiges langes Stehen oder berufsbedingt durch schweres Tragen und Heben wie auch durch Übergewicht wird die Beckenbodenmuskulatur allmählich gedehnt. Der Druck des Körpergewichts nach unten bei stundenlangem Sitzen in schlechter Haltung kann ebenfalls zu einer Muskelschwäche des Beckenbodens beitragen. Die Beckenbodenöffnungen, After, Scheide und Blasenschließmuskel, sind schlaff und tendieren nach hinten. Die Leibesöffnungen sollten muskulär gehalten und geschlossen sein und nach vorne weisen.
Bitte bei den Übungen, auch beim langsamen Lösen, mitdenken und die Muskelzüge erfühlen. Den Körper beobachten und spüren!
Sollten Sie unter **Hämorrhoiden** oder **Einrissen leiden**, ist diese Übung ratsam für die **Durchblutung und Belebung** des **Afterschließmuskels**:

Ü: Den Afterschließmuskel langsam und sanft zusammenziehen und langsam aufwärts hochziehen. Langsam den Aufwärtszug loslassen, dann erst den Schließmuskelzug langsam lösen. Stellen Sie sich vor, mit dem Afterschließmuskel, den Sie langsam zusammenziehen, halten Sie einen Wollfaden fest. Durch den zusammengezogenen Afterschließmuskel ziehen Sie langsam den gedachten Faden muskulär in das Becken hinauf. Den Aufwärtszug fühlend langsam loslassen und anschließend den Afterschließmuskel lösen. Sehr, sehr oft üben.

Die folgende Übung kann einer **Blasensenkung oder Schwäche** entgegenwirken. Beim Heben schwerer Lasten, beim Lachen, Niesen, Husten oder bei Anstrengungen kann es zu unkontrolliertem Harnabgang kommen. Auch für Männer eine gute Übung zur Durchblutung und Kräftigung des Blasenschließmuskels:

Ü: Den Blasenschließmuskel langsam und sanft schließen und körpereinwärts hochziehen, langsam lösen — üben, üben!
Auch bei dieser Übung können Sie sich wieder einen Wollfaden vorstellen, den Sie mit dem Blasenschließmuskel festhalten und muskulär körpereinwärts in Richtung Blase hochziehen. Den gedachten muskulären Aufwärtszug mit dem Wollfaden langsam lösen und den Zug im Schließmuskel loslassen.
So oft wie möglich üben.

Die folgende Übung ist für **Frauen** sehr wichtig. Sie **belebt die Beckenorgane** und **festigt den Beckenboden** und kann gegen **Gebärmuttersenkung** (siehe **Abb. 14**) unterstützend eingesetzt werden:

Ü: Langsam die Scheidenmuskulatur zusammen- und muskulär hochziehen. Dann langsam den Muskelzug lösen. Auch bei dieser Übung stellen Sie sich ein Band vor, das Sie mit der Scheidenmuskulatur festhalten und muskulär langsam körpereinwärts hinaufziehen. Anschließend langsam den Aufwärtszug lösen und immer wieder von neuem üben.

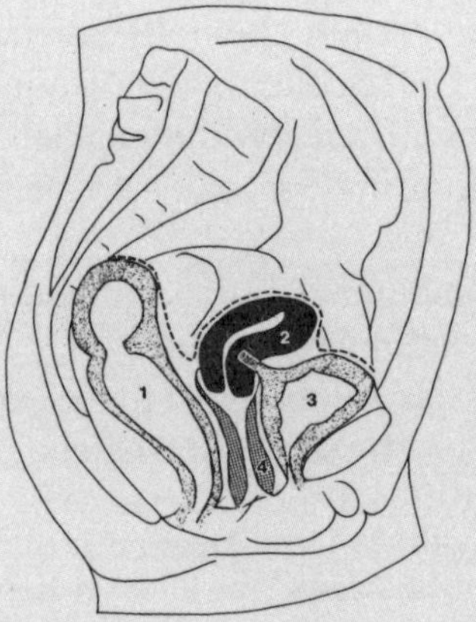

Die Beziehung der Unterleibsorgane der Frau im Beckenraum unter normalen Bedingungen (seitliche Ansicht):

1 = Mastdarm
2 = Gebärmutter
3 = Harnblase
4 = Scheide

Abb. 14

Alle diese Übungen können Sie variieren. Z. B.: langsam der Reihe nach After, Scheide, Blasenschließmuskel schließen und langsam hochziehen, langsam lösen. Oder alle Schließmuskeln des Beckenbodens muskulär schließen, hochziehen, sodann die Bauchmuskeln in Richtung Brustkorb hochziehen und langsam lösen. Üben, üben! Immer daran denken, daß die Beckenbodenöffnungen nach vorne und nicht nach hinten weisen sollen.
Sehr gut ist die folgende Übung mit der **Atmung** zu kombinieren:

Ü: Beim Einatmen sind alle Schließmuskeln des Beckenbodens locker. Während Sie ausatmen, alle Schließmuskeln des Beckenbodens muskulär schließen und hochziehen. Den Muskelaufwärtszug beim Einatmen langsam loslassen.

Ü: Sie können auch mit den einzelnen Leibesöffnungen üben. Langsam einatmen und beim Ausatmen den After zusammen- und körperaufwärtsziehen, beim Einatmen langsam loslassen. Langsam einatmen und beim Ausatmen den Blasenschließmuskel zusammen- und körpereinwärts hochziehen, langsam loslassen, einatmen.

Wenn Frauen in der Partnerschaft unter **Gefühlskälte** leiden, so können die Übungen mit der Beckenbodenmuskulatur anregend wirken und eine Hilfe sein. Durch die langsam bewußt muskulär geführten und erfühlten Übungen wird die Durchblutung des Beckenbodens gefördert, die Muskeln des Beckens werden belebt.

Ü: Wenn Sie dem **Weinen nahe sind** und es nicht zeigen wollen, es unterdrücken, dann können Sie kurzfristig mit den Beckenbodenmuskeln das Weinen zurückhalten, indem Sie speziell den Blasenschließmuskel fest zusammen- und körpereinwärts hochziehen. Sie können auch den After (oder die Scheide) muskulär zusammen- und körpereinwärts hochziehen. Der kurze Moment des muskulären Haltens und Hochziehens im Beckenboden hilft, daß man sich rasch wieder in der Hand hat.
Diese Übung kann auch bei **Zornausbrüchen**, bei **Ärger** oder bei anderen negativen Gemütsregungen eingesetzt werden, um sich wieder zu fassen.

6.4 Die Bauchmuskeln

Die Körpermitte reicht vom Brustkorb über den freien Raum zwischen Becken und Schambein nach hinten zur Lendenwirbelsäule. Sie wird von elastischen Muskelzügen gehalten, den vier übereinanderliegenden Bauchmuskeln, die zwar in verschiedenen Zugrichtungen wirken, aber dennoch als ein einheitliches System zusammenspielen.

Die Bauchmuskeln halten und schützen die Organe des Beckens und unterstützen die Atmung. Durch das bewußte Aktivieren der Bauchmuskeln wird der Bauch straffer und die Beckenhaltung geordnet. Zugleich stützen die Bauchmuskeln die Wirbelsäule. Die im Bauch liegenden Organe, zum Beispiel der Verdauungsapparat, werden durch das Kontrahieren und Lösen der Bauchmuskeln massiert, was der Darmträgheit entgegenwirkt. Bei inaktiver, auf Dauer nicht muskulär gehaltener Bauchmuskulatur kippt das Becken vorne ab, und der erschlaffte Darm zieht gegen die Bauchdecke. Dies kann zu Kreuzschmerzen führen, und mit der Zeit kommt es zu einem Hängebauch.

Die Bauchmuskelübungen soll man zunächst besser im Stehen ausführen, weil auf diese Weise die Muskelzüge leichter zu erfühlen sind. Nach einiger Zeit sollen Sie die Bauchmuskeln jedoch in jeder Lebenslage bewußt einsetzen und halten, also auch im Sitzen, Liegen, Gehen, beim Stiegensteigen oder selbst beim Tanzen.

Versuchen Sie, bei den Übungen mit beiden Händen die Muskelzüge mitzuführen. Die Hände dabei nicht an den Körper anlegen und mitschieben, sondern nur in Höhe der Bauchmuskeln mitbegleiten. So, als zögen Sie mit der Kraft Ihrer Hände gedanklich-muskulär die Bauchmuskeln in ihrer Zugrichtung mit.

Übungen mit den Bauchmuskeln von unten nach oben nennt man **Hochziehen**, gleich dem Zippverschluß, den man von unten nach oben schließt. Beim Loslassen des Muskelzuges können Sie selbst feststellen, wie sich der Bauch vorwölbt.

Der gerade Bauchmuskel zieht vorne von Rippen und Brustbein senkrecht hinunter zum Schambein. Seine Aufgabe ist auch, den Brustkorb gegen das Becken zu führen und beim Vorneigen mitzuarbeiten.

Bei dieser Übung sind die Hände in Höhe der Leiste beim Schambein, mit den Handflächen nach oben zeigend, die Finger weisen zueinander. Gedanklich-muskulär begleiten die Hände den Muskelaufwärtszug bis in Höhe des Brustbeins und des Brustkorbs mit:

Ü: Den Körper geordnet halten und den Bodenkontakt einsetzen. Denken Sie an einen Zippverschluß, den Sie vorne langsam vom Schambein nach oben zum Brustbein, Zacke für Zacke, schließen, so als würden Sie eine enge Hose anziehen. Den Bauch langsam von unten nach oben einziehen. Darunter ist zu verstehen, den geraden Bauchmuskel langsam vom Schambein zum Brustbein hochzuziehen, danach langsam loslassen. Durch vieles Üben sollten sich die Muskeln immer mehr straffen.

Ü: Dieselbe Übung, mit der Atmung verbunden: langsam einatmen, Bauch langsam loslassen, Zipp ist offen. Langsam ausatmen, Bauchmuskeln langsam hochziehen, Zipp schließen, danach langsam einatmen, Muskelzug dabei loslassen. Auch in Verbindung mit der Atmung oft üben.

Übungen für den **inneren, schrägen Bauchmuskel**. Seine Aufgabe: Er ist auch beim Neigen und Drehen des Oberkörpers beteiligt. Seine Zugrichtung führt vom Beckenrand außen links und rechts schräg aufsteigend zur Bauchmitte und hoch zum Brustkorb.

Ü: Bodenkontakt intensivieren, besonders beim Fußaußenrand. Bei dieser Übung befinden sich die Hände außen links und rechts beim Becken, die Handflächen weisen schräg nach oben, die Finger schräg nach unten, so als würden Sie gedanklich-muskulär mit den Händen helfen, den Bauch von außen links und rechts zur Mitte, schräg aufsteigend, einzuziehen.
Ü: Ziehen Sie langsam den Bauchmuskel von außen links und rechts, schräg aufsteigend, zur Mitte hin. Langsam lösen. Von neuem üben, den Bauchmuskel von außen schräg aufsteigend zur Mitte ziehen und weiter hoch zum Brustkorb. Langsam lösen. Oft üben!
Ü: Auch diese Übung in Verbindung mit der **Atmung** ausführen: Langsam einatmen, Bauch ist locker, beim langsamen Ausatmen Bauch von der Seite, schräg aufsteigend, zur Mitte ein- und aufwärtsziehen. Beim langsamen Einatmen lösen. Mehrmals üben.

Übungen mit dem **querliegenden Bauchmuskel**. Dieser Muskel verläuft vom Rücken, zwischen den Rippen und dem Beckenrand waagrecht links und rechts nach vorne zur Mitte, wie ein Gürtel, der vorne nach oben zum Brustbein und nach unten zum Schambein hin breiter wird. Dieser Muskelgürtel formt und festigt die Taille und hilft auch bei der Bauchpresse mit.

Ü: Denken Sie an den Muskelgürtel, den Sie von hinten nach vorne langsam schließen. Die Taille von hinten nach vorne langsam muskulär schmal ziehen, den Gürtel eng schnallen, langsam loslassen. Üben!
Ü: Nun mit der Atmung kombinieren! Langsam einatmen — Taille ist breit, langsam ausatmen — Taille wird muskulär schmal geformt. Langsam den Muskelzug beim langsamen Einatmen loslassen. Auch öfters üben.
Ü: Versuchen Sie, über den Bodenkontakt die Wirbelsäule langsam aufzurichten, vorne die Bauchmuskeln zur Mitte und weiter aufwärts hochzuziehen und nun bewußt zu erfühlen, wie sich der Brustkorb aus der Mitte anhebt. Das muskuläre Halten der Muskeln der Körpermitte (**Abb. 15**) spüren.

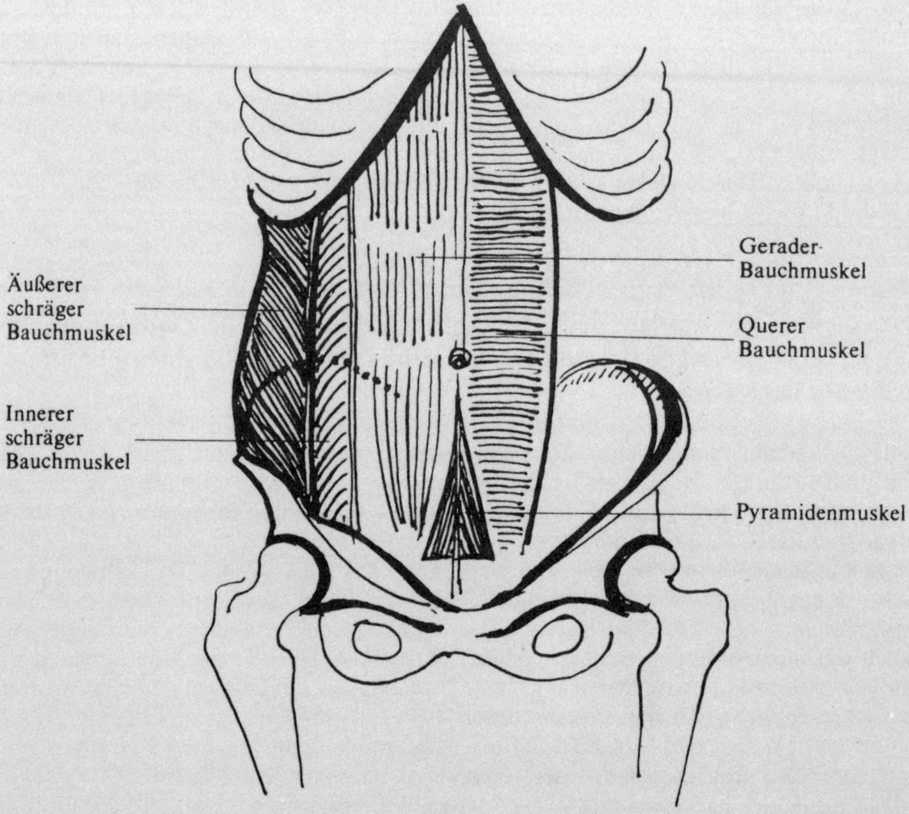

Abb. 15

Übungen für den **äußeren schrägen Bauchmuskel**. Seine Zugrichtung verläuft vom Brustkorb (5.—12. Rippe) oben links weiter nach vorne und nach unten, schräg absteigend über das Becken zum Schambein und zur Mitte zum geraden Bauchmuskel. Seine Aufgabe ist es, beim Drehen und Beugen des Oberkörpers mitzuhelfen.

Ü: Begleiten Sie mit den Händen die Übungen des äußeren schrägen Bauchmuskels. Die Arme sind angewinkelt, die Ellbogen zeigen nach außen. Die Hände befinden sich links und rechts außen in Brustkorbhöhe, die Handflächen weisen zu den Rippen, und die gestreckten Finger zeigen schräg nach unten zur Mitte. Langsam den Bauch von oben außen nach unten schräg absteigend zur Mitte und zum Schambein einziehen, langsam lösen.

Mit der **Atmung** verbinden:

Ü: Einatmen, Muskeln sind gelöst. Beim Ausatmen langsam den Bauch von oben außen nach unten zur Mitte einziehen, beim langsamen Lösen einatmen.

Eine Anregung bei Verdauungsschwierigkeiten: Bei **Verstopfung** kann die folgende Übung eine Hilfe sein. Sie entspricht dem Darmverlauf und der Darmbewegung bei der Verdauung.

Ü: Sie stehen mit leicht gebeugten Knien, den Bodenkontakt rechts verstärken. Das rechte Bein bewußt zur Streckung bringen, dabei rechts den Bauchmuskel hochziehen. Versuchen Sie, den Bauchmuskel nach links zu ziehen, das Becken ist nach links geschoben. Das linke Bein wird nun zum Standbein. Sie kippen das Becken oben nach vorne, das Gesäß schiebt sich nach hinten, und denken muskulär abwärts in Richtung After. Gleichzeitig werden die Knie wieder gebeugt. Nun die Übung wieder mit dem rechten Bein beginnen. Es ist dies eine kreisförmige Muskelbewegung: rechts hoch, nach links hinüber, links hinunter und wieder rechts beginnen. Mit der Zeit diese Bewegungen immer mehr innerkörperlich ausführen und sich in den Darmschlauch hineindenken.

Die folgende Übung kann — in der Toilette sitzend — eine zusätzliche Anregung und Hilfe beim **Stuhlabgang** sein:

Ü: Sie sitzen nach vorne gebeugt, die Fersen sind in der Beugestellung nach außen gerichtet und die Knie zueinandergedreht. Langsam einatmen, den Bauch herauslassen, und beim langsamen Ausatmen denken Sie sich den rechten Bauchmuskel hochgezogen, langsam einatmen, den Bauch dabei loslassen, beim langsamen Ausatmen den Bauch oben von rechts nach links muskulär hinüberschieben; langsam einatmen, den Bauch loslassen. Beim langsamen Ausatmen den Bauch links nach unten in Richtung After denken. Die Übung von neuem auf der rechten Seite beim langsamen Ausatmen hochziehend beginnen.

Denken Sie sich in den Darm hinein, als würden Sie mit der Atembewegung dem Darm helfen, in seiner Verlaufsrichtung den Darminhalt weiterzubefördern. Rechts hinauf, nach links hinüber und links hinunter zum Abgeben.

7 Übungen für die richtige, muskulär geordnete und aufrechte Haltung und Stärkung der Muskeln der Wirbelsäule; Spüren des Unterschieds von Belastung und Entlastung der Bandscheiben

Die **Wirbelsäule** ist die feste und doch in sich biegsame doppel-S-förmige Knochensäule des Körpers. Sie setzt sich aus den beweglichen und miteinander gelenkig verbundenen
sieben *Halswirbeln*,
zwölf *Brustwirbeln*,
fünf *Lendenwirbeln* und
dem unbeweglichen *Kreuz-* und *Steißbein*
zusammen (**Abb. 16**). Die aufeinandergesetzten Wirbel mit ihren Wirbellöchern bilden den *Wirbelkanal*, von dem das Rückenmark geschützt wird. Zwischen je zwei Wirbeln treten links und rechts aus den Zwischenwirbellöchern, vom Rückenmark kommend, die Bewegungsnerven zu den Muskeln aus und die Gefühlsnerven ein.
Die *Bandscheiben*, die zwischen den einzelnen Wirbeln liegen, sind elastische Knorpelscheiben. Sie dienen zum Abfedern von Stößen, z. B. beim Springen, Laufen und Heben von schweren Lasten, und tragen zur Beweglichkeit der Wirbelsäule bei. Schlechte Körperhaltung, einseitiges Stehen, Rundrücken und zusammengesunkene Sitzhaltung können zu Bandscheibenschäden führen.
Elastische Bänder verbinden die einzelnen Wirbel: kräftige, tiefe, kurze und lange Muskeln, die links und rechts von den Dornfortsätzen entlang der Wirbelsäule verlaufen. Oberflächliche Muskeln geben in ihren Funktionen der Wirbelsäule ihre Beweglichkeit nach allen Seiten, den verschiedenen Muskelzügen entsprechend.
Die Wirbelkörper und Bandscheiben der Wirbelsäule nehmen von oben nach unten an Stärke zu, da auch das gesamte Gewicht des Oberkörpers von oben über die Wirbelsäule auf den Beckengürtel übertragen wird. Unterstützend für die Aufrechthaltung der Wirbelsäule ist auch die aktive Bauch- und Lendenmuskulatur.
Durch *Ismakogie*-Übungen werden die Bänder und Muskeln der Wirbelsäule gekräftigt und gestärkt. Man lernt, die Wirbelsäule bewußt zu ordnen, den Stamm, vergleichbar mit einem Baum, in sich selbst aufrecht zu halten.
Durch die sanfte Streckung der Wirbelsäule bekommen die Bandscheiben

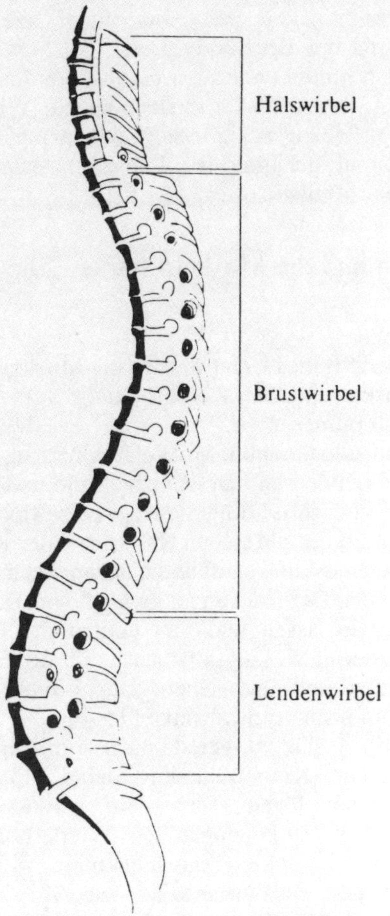

Abb. 16

wieder ihre Bewegungsfreiheit, auch die Nerven können bei aufrecht gehaltener Wirbelsäule frei und ungehindert ein- und austreten, die Wirbelsäule erhält ihre aufrechte Linienführung zurück.

Die *Lendenwirbelsäule*, welche die Hauptlast des Oberkörpers trägt, besteht aus den fünf größten Wirbeln und den dazwischenliegenden Bandscheiben. Im Bereich der Lendenwirbelsäule kann sich auch durch schlechte Körperhaltung ein Hohlkreuz formen.

Ü: Vom bewußten Bodenkontakt aufwärts langsam und sanft über die Lendenwirbelsäule weiter den Muskelaufwärtszug zur Streckung führen, langsam den Muskelzug loslassen, bis zur gehaltenen Beugung. Sehr oft üben!

Ü: Wieder bewußter Muskelaufwärtszug zur Streckung, dann langsam lösen und von neuem üben. Beim langsamen Strecken und sanften Loslassen in die gehaltene Beugung entsteht ein Pumpeffekt. Die Bandscheiben werden durch die sanfte Streckung freigespielt und die Muskeln um die Wirbelsäule gestärkt.

Ü: Über bewußt gehaltenen Bodenkontakt die fünf Lendenwirbel sanft und langsam Wirbel für Wirbel senkrecht nach oben strecken und langsam die Streckung lösen. Von neuem, Bodenkontakt einhaltend, die Lendenwirbel der Reihe nach langsam hochziehen. Sie können spüren, wie sich dabei der Druck der Ferse in den Boden verstärkt — wieder langsam loslassen.

Ü: Legen Sie einen Handrücken auf die Lendenwirbelsäule und lassen Sie ihn dort. Über Bodenkontakt den Muskelaufwärtszug fließen lassen, die muskulär aufgerichtete Lendenwirbelsäule langsam sanft nach hinten gegen den Handrücken führen. Dabei

keinen Rundrücken machen und langsam den Druck der Lendenwirbelsäule vom Handrücken weg lösen. Öfters über Bodenkontakt die Übung langsam ausführen.
Ü: Diese Übung können Sie auch auf einem Sessel mit Lehne sitzend ausführen. Sie denken Ihre muskulär aufgerichtete Lendenwirbelsäule langsam, wenig und sanft nach hinten gegen die Sessellehne. Nicht die Schulter dabei nach vorne ziehen, keinen Rundrücken machen. Langsam loslassen. Bodenkontakt, langsam die Lendenwirbelsäule sanft nach oben strecken und gleichzeitig vorne die Bauchmuskeln hochziehen, langsam den Muskelzug loslassen.
Ü: Über Bodenkontakt die zwölf Brustwirbel nacheinander senkrecht langsam nach oben strecken. Sie spüren dabei, wie sich vorne der Brustkorb strafft, die Schultern nach hinten und unten geführt werden und die Schulterblätter zueinander zur Wirbelsäule gezogen sind, der Rücken muskulär schmal gehalten ist. Langsam loslassen. Sehr oft üben.

Auch im Stehen mit der Wirbelsäule üben und die Muskeln stärken, die Ihre Wirbelsäule aufrecht und gerade halten.

Ü: Die Fersen zeigen zueinander; alle Bodenkontaktpunkte einsetzen, den Fersenkontakt intensivieren und den Muskelaufwärtszug fließen lassen. Achtung: Die Knie nicht durchstrecken! Sie können spüren, wie sich über die Oberschenkelmuskulatur auch die Gesäßmuskulatur aktiviert und festigt. Versuchen Sie, die fünf Lendenwirbel der Reihe nach langsam aufzurichten und langsam zu lösen, von neuem die Lendenwirbelsäule langsam aufzurichten und zu halten. Langsam die muskulär aufgerichtete Lendenwirbelsäule nach hinten führen und langsam loslassen.
Ü: Bodenkontakt halten, Fersenkontakt verstärkt einsetzen. Bewußt den Muskelaufwärtszug führen. Nun ziehen Sie sanft muskulär die zwölf Brustwirbel der Reihe nach langsam aufwärts hoch. Sie spüren dabei, wie die Rückenmuskulatur aktiv in Richtung Wirbelsäule geführt wird, der Rücken ist schmal. Langsam die Brustwirbelsäule loslassen — die Muskelzüge gleiten von der Wirbelsäule nach außen, der Rücken wird breit. Wieder die Brustwirbelsäule langsam aufrichten und vorne die Bauchmuskeln hochziehen, die Schultern sanft nach hinten und unten führen. Durch wiederholtes Üben werden die Muskeln gestärkt, und die Körperhaltung verbessert sich immer mehr.
Ü: Bodenkontakt, Muskelaufwärtszug über die Lenden und Brustwirbelsäule und vom Schultergürtel hinten aufwärts in Richtung Hinterkopf die sieben Halswirbel der Reihe nach muskulär sanft und langsam nach oben ziehen. Der Nacken ist langgezogen. Langsam loslassen und von neuem die Halswirbelsäule langsam sanft in Richtung Hinterkopf hochziehen. Dabei nicht den Kopf nach vorne absinken lassen. Die Stirn sollte senkrecht, gerade nach vorne zeigen, der Hals-Kinn-Winkel ist dabei gehalten; langsam lösen. Das wäre als »kurzer Nacken« zu benennen. Zur Wiederholung: »Langer Nacken«: das muskuläre Aufrichten der Halswirbelsäule zur Streckung. »Kurzer Nacken«: das Loslassen aus der Streckung zur gehaltenen Beugung.
Ü: Über das Intensivieren des Bodenkontaktes und das langsame, bewußte muskuläre Aufrichten der Wirbelsäule und richtige Halten des Beckens und Beckenbodens, weiters über das aktive Hochziehen der Bauchmuskeln sowie die bewußt geführte richtige Schulterhaltung wird der Körper

muskulär geordnet. In dieser aufgerichteten und geordneten Haltung kann im Körper alles arbeiten, ohne eingeengt zu sein. Wenn Sie den Fersendruck langsam verstärken, denken Sie sich ein langgezogenes »ICH«. Es entsteht ein Druck über die Lenden- und Brustwirbelsäule nach unten und ein muskulärer Zug nach oben, mit dem Sie willentlich Ihr gedachtes »ICH« bewußt und langsam nach oben fließen lassen können. Durch die aufgerichtete Wirbelsäule können die Nerven freier austreten, der Energiefluß in Ihrem Körper kann ungehindert fließen. Das bin ICH, muskulär gehalten in der Ordnung — lächeln.

8 Lernen, den Brustkorb muskulär zu halten und zu bewegen

8.1 Der Brustkorb

Der in sich bewegliche und elastische Brustkorb wird aus den *Brustwirbeln der Wirbelsäule*, den *zwölf Rippenpaaren* und dem *Brustbein* gebildet. Die Organe, wie das Herz für den Blutkreislauf und die Lunge für die Atmung, finden Schutz in der *Brusthöhle*. Zwischen den Rippen befinden sich die *inneren Zwischen-*

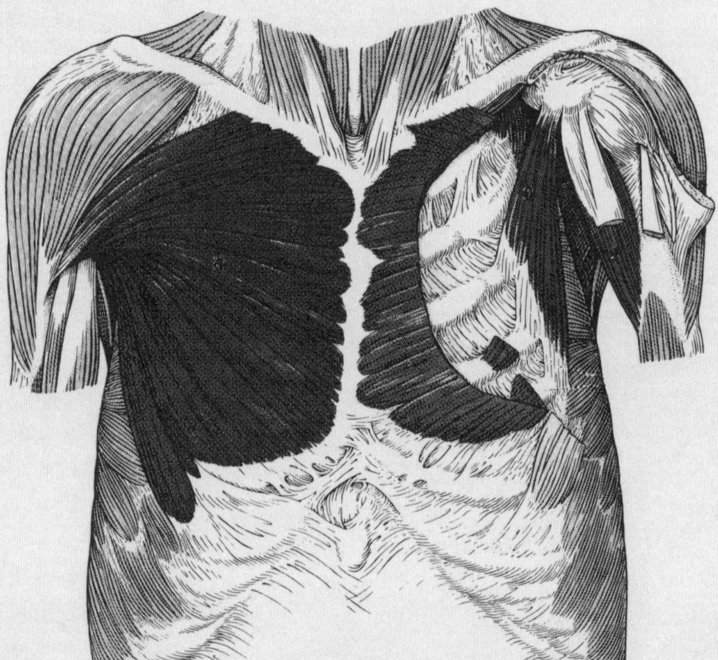

Abb. 17

rippenmuskeln, die beim Ausatmen die Rippen senken und den Brustkorb verengen, und die *äußeren Zwischenrippenmuskeln*, die beim Einatmen die Rippen heben und den Brustkorb erweitern. Nach unten ist der Brustkorb durch den mächtigsten Muskel, *das Zwerchfell*, abgeschlossen, eine kuppelförmige Muskelplatte, die sich in den Brustraum hinaufwölbt, rundum an der Lendenwirbelsäule, an den Rippen und am Brustbein ansetzt und die Brusthöhle von der Bauchhöhle trennt. Durch das Zwerchfell, den wichtigsten Atemmuskel, führen die große Körperschlagader, die Speiseröhre und die untere Hohlvene.
Die vordere Achselfalte bildet der *Große Brustmuskel*. Er setzt sich, vom Brustbein ausgehend, über die Rippen und das Schlüsselbein zum Oberarm fort. Von den Rippen hin zum Schulterblatt oben außen erstreckt sich der *Kleine Brustmuskel*. Beide Muskeln sind für die Haltung des Brustkorbs, der Schulter und vor allem der weiblichen Brust wichtig (**Abb. 17**).
Auf der Rückseite befinden sich drei übereinanderliegende Muskelschichten. Die *äußeren Rückenmuskeln* sind großflächige Muskelplatten. Vom Nacken oben über die Schultern nach außen, weiter nach unten über die Schulterblätter, spitz zulaufend wie eine Kapuze, verläuft der *Kapuzenmuskel* über den Rücken. Den unteren Teil des Rückens bedeckt der breite *Rückenmuskel*, der auch am Oberarm ansetzt und die hintere Achselfalte bildet.
Beim **Einatmen** sollte das Zwerchfell einige Zentimeter in die Bauchhöhle absinken. Wenn aber die Körperhaltung in sich zusammengesunken ist, weicht die Atembewegung zu den Schultern hinauf aus, und die Schultern werden beim Einatmen hochgezogen.
Die Oberarme nicht an den Körper drücken, da sonst der Brustkorb in seiner Atembewegung eingeschränkt wird, sondern etwas vom Körper entfernt halten. Nicht den Brustkorb in das Becken absinken lassen, wie es bei in sich zusammengesunkener Haltung sichtbar ist. Beim Gehen, Sitzen und Stehen wirkt ein schlecht gehaltener Brustkorb schlaff, müde, niedergedrückt und macht alt. Ein richtig muskulär aufrecht gehaltener Brustkorb wirkt jugendlich, zeigt Mut, Fröhlichkeit und Selbstbewußtsein.
Den Brustkorb über die aufgerichtete Wirbelsäule und den aktiven Bauchmuskel bewußt und muskulär halten. Der Brustkorb soll vorne weit und hinten schmal gehalten werden. Für die richtige Atmung ist die Beweglichkeit des Brustkorbes sehr entscheidend. Die Übungen sollen harmonisch mit der Atmung kombiniert und bewußt ausgeführt werden. Die Schultern beim Einatmen nicht hochziehen!

8.2 Bewußtwerden der Atmung im Einklang mit den Bewegungen

Jede bewußte Tiefatmung kann zu einer Ganzkörperbewegung hinführen und ist auch eine Darmmassage. Die Ausgangsstellung für die richtige Atmung ist die aufrechte Wirbelsäule, die gerade Körperhaltung. Beim Einatmen der Luft weiten die äußeren Zwischenrippenmuskeln den Brustkorb, das Zwerchfell flacht aktiv in Richtung Bauchhöhle ab und drückt auf die darunterliegenden Organe und die Gedärme. All das drängt gegen den elastischen Bauch, der sich vorwölbt. Der lebenswichtige Sauerstoff strömt über die Luftröhre und die Verästelungen der Bronchien in die Lungenbläschen. Diese sind mit einem engen Netz von Haargefäßen umschlossen. Hier findet der Gasaustausch statt: Sauerstoff wird ans Blut abgegeben, Kohlendioxid wird ausgeatmet. Bei bewußter Ausatmung sollten die Bauchmuskeln hoch- und zur Mitte ziehen, das Zwerchfell wölbt sich nach oben, und die inneren Zwischenrippenmuskeln verengen den Brustkorb. Der Bauch ist muskulär gehalten. Auch die Atmung ist eine Schwingungsbewegung. Sauerstoff fließt ein, der Brustkorb wird weit — die gehaltene Beugung. Bei der Ausatmung wird der Körper zur Streckung geführt, der Atem strömt aus, der Brustkorb wird eng — die Streckung ist erreicht.

Ü: Die Wirbelsäule aufrichten und halten. Beim Atmen nicht die Schultern hochziehen. Kontrollieren Sie mit Ihren Händen die Atembewegungen am Brustkorb. Die Hände links und rechts außen auf die unteren Rippen legen. Langsam den Atmen einströmen lassen: der Brustkorb weitet sich. Beim langsamen und bewußten Ausatmen wird der Brustkorb eng.

Wenn der Brustkorb vorne weit und hinten schmal muskulär getragen wird, sind die Schulter nach außen und hinuntergezogen. Diese Haltung kommt der weiblichen Brust zugute. Der Busen wird dabei gestrafft gehalten. Die geordnete Brustkorb- und Schulterhaltung ist in jedem Fall wichtig. Wenn die Brust groß und nicht mehr so in Form ist, wird der Busen auch durch die aktiv gehaltenen Brustmuskeln gestützt. Die richtige Brustkorbhaltung gibt dem Busen eine schönere Kontur.
Daher folgende **Gewohnheitshaltung** aufbauen: Die Schultern weder hoch- noch nach vorne ziehen, der Brustkorb wird sonst eingeengt, die Brust zieht hinunter. Außerdem bildet sich ein Rundrücken. Auch nicht den Brustkorb absinken lassen; dabei sinkt nämlich auch der Busen ab, die Organe im Bauch würden zusammengedrückt.
Nicht zu empfehlen ist die oft beobachtete Haltung mit verschränkten Armen.

Entweder sind sie vor der Brust verschränkt, die dabei zusammengedrückt wird, oder unter der Brust, wobei die Unterarme oft noch am Bauch abgestützt werden. Womöglich steht man auf einem Bein in schiefer Haltung. In dieser unschönen, häßlichen Haltung sind die Schulter nach vorne gezogen, außerdem verrät diese Haltung Unsicherheit.
Die Arm-, Hand- und Fingerhaltung beeinflußt den Brustkorb und die Haltung der Brust.

Ü: Die Oberarme sind seitlich vom Brustkorb abgehoben, die Unterarme angewinkelt und bilden mit der Hand eine Linie, die Handflächen zeigen nach unten. Die Handaußenkante und die kleinen Finger strecken und über die gestreckt gehaltenen kleinen Finger die Handflächen langsam nach oben drehen, der Brustkorb und die Brust sind muskulär gehalten. Denken Sie daran, daß die Handflächen immer nach oben zeigen sollten. Wenn die kleinen Finger gestreckt gehalten sind, werden gleichzeitig die Brustmuskeln aktiver.
Ü: Beobachten Sie beim Atmen die Becken- und Bauchhaltung. Eine Hand liegt mit der Handfläche leicht am Bauch unter dem Nabel, die andere Hand liegt mit dem Handrücken auf der Lendenwirbelsäule. Langsam einatmen, die Lendenwirbelsäule sollte sich sanft in Richtung Bauch wölben, und der Bauch rundet sich nach vorne. Langsam ausatmen, der Bauch wird muskulär aktiviert und zieht sich zurück, die Lendenwirbelsäule begradigt sich.
Ü: Die Unterarme seitwärts anwinkeln, beim langsamen Einatmen die Oberarme vom Brustkorb abheben, beim langsamen Ausatmen den Bodenkontakt verstärken und gleichzeitig die Oberarme seitlich in Richtung Brustkorb heranführen, die Handflächen dabei nach oben drehen. Beim langsamen Einatmen die Oberarme vom Körper abheben.

Die Atmung sollte bei jeder Übung harmonisch in Einklang mit den muskulären Bewegungen ausgeführt werden. Dies kann sehr beruhigen und wirksam sein, wenn man überlastet, unruhig oder gereizt ist. Daher den eigenen, harmonisch fließenden Atemrhythmus beobachten und vor allem das bewußte Ausatmen erfühlen.

Ü: Langsam einatmen. Beim langsamen und fließenden Ausatmen den Bodenkontakt verstärken. Den Muskelaufwärtszug zur Streckung führen, die Ausatmung ist beendet, beim langsamen Einatmen auch langsam die Streckung loslassen zur gehaltenen Beugung.
Ü: Beim langsamen Ausatmen die Beckenbodenöffnungen (After, Scheide, Harnschließmuskel) einzeln schließen und körpereinwärts hochziehen.
Ü: Auch beim langsamen Ausatmen einzeln die Bauchmuskeln in ihrer Verlaufs- und Zugrichtung zur Mitte und hochziehen. Den senkrechten geraden Bauchmuskel beim langsamen Ausatmen vom Schambein zum Brustkorb hochziehen. Ober beim langsamen Ausatmen die inneren schrägen Bauchmuskeln von der Seite zur Mitte hochziehen.
Oder mit den queren Bauchmuskeln beim langsamen Ausatmen die Taille schmal ziehen.
Oder beim langsamen Ausatmen die Bek-

kenbodenmuskulatur aktivieren, das Becken hinten hinunterführen.
Oder beim langsamen Ausatmen das Becken unten von hinten nach vorne schieben bzw. oben von vorne nach hinten führen.
Oder in einer harmonisch fließenden Muskelaufwärtsbewegung zur Ganzkörperstreckung beim Ausatmen den Bodenkontakt verstärken, die Lenden-, Brust- und Halswirbelsäule muskulär aufrichten, die Bauchmuskeln zur Mitte und hochziehen, dann die Schultern nach außen und hinunterführen, beim langsamen Einatmen langsam loslassen.

Oft ist man geistig oder körperlich überanstrengt, man kann sich schwer entspannen, findet **keine Ruhe** und **keinen Schlaf**. Lassen Sie sich nicht von Ihrer Unruhe beherrschen, von den Problemen, Sorgen und der Uhr, welche die Stunden der Nacht entweder länger erscheinen läßt oder zum Tag hin sie verkürzt. Denken Sie nicht immer »Ich kann nicht schlafen« oder »Es ist schon bald Tag und ich schlafe noch immer nicht«. Akzeptieren Sie, daß Sie nicht schlafen können, beginnen Sie, harmonisch und ruhig Ihren Atem zu beobachten. Welche Muskelbewegungen spüre ich beim Atmen? Wie atme ich: schnell oder langsam, kurz oder stoßweise, gleichmäßig oder unruhig? Versuchen Sie, Ihren Atemrhythmus, das Ein- und Ausatmen, langsam, willentlich und sanft zu lenken. Entspannen Sie Ihr Gesicht, lösen Sie die Verspannungen auf der Stirn, die Lippen sind leicht geöffnet und lächeln. Denken Sie an etwas Schönes, oder Sie stellen sich eine schöne Wiese mit grünen Bäumen vor. Sanft und ruhig die Luft einfließen und beim langsamen Ausatmen sie ausströmen lassen. Sie könne auch die Muskelbewegungen mit Ihren Händen sanft erfühlen. Es sollen langsame, fließende und harmonische Bewegungsabläufe sein. Sie werden nach einiger Praxis erfühlen, wie Sie sich von Ihrer Unruhe lösen und ruhiger werden. Nach öfterem Üben werden Sie mit der Zeit ruhiger und sich wunderbar in den Schlaf hineinatmen.
Es ist ratsam, beim Üben die Beine in der Rückenlage leicht anzuwinkeln, da sich die Bewegungsabläufe der Wirbelsäule und auch die Muskeln des Beckens so besser erfühlen lassen.

Ü: Eine Hand liegt mit der Handfläche am Bauch unter dem Nabel. Beim langsamen Einatmen weitet sich der Brustkorb, der Bauch sollte sich wölben, beim langsamen Ausatmen senkt sich der Bauch, und die Lendenwirbelsäule wird muskulär zur Unterlage geführt, der Brustkorb wird schmal.
Weitere Übungen finden Sie in den Abschnitten 2 und 6.4.

Im Liegen sind die Beckenbodenübungen sehr zu empfehlen, da die Übungen nicht, wie im Stehen, gegen die Schwerkraft ausgeführt werden.
Dabei sind die Beckenbodenöffnungen (After, Scheide, Blasenschließmuskel) entweder einzeln oder alle zusammen beim langsamen Ausatmen zu schließen und körpereinwärts- und hochzuziehen. Diese Übungen sind in den Abschnitten 2 und 6.3 beschrieben.
Genau wie im Stehen oder Sitzen können Sie auch **im Liegen** die **Schönheitsübungen** für das **Gesicht** mit der **Atmung** verbinden. Beim langsamen Einatmen ist das Gesicht gelöst und nicht verspannt, die Lippen sind leicht geöffnet. Dies ist die Ausgangsstellung für Übungen in diesem Bereich. Beim langsamen Ausatmen können Sie verschiedene Muskelzüge im Gesicht aktivieren.

Ü: Beim langsamen Ausatmen den Nasenrücken bis zur Nasenspitze muskulär hinunter denken.

Ü: Langsam ausatmen, die Augenbrauen innen hinunter denken sowie außen hinauf und hinaus denken.

Ü: Langsam ausatmen, Zungenbogen zum Gaumen führen, es wird die untere Kinnpartie geformt hilft gegen Doppelkinn.

Ü: Langsam ausatmen, die Kinnmitte hinunter und die seitlichen Muskeln neben dem Kinn muskulär hinauf denken.

Ü: Langsam ausatmen, die Ohren muskulär hinauf denken. Einatmen, langsam ausatmen, die Ohren dabei muskulär nach hinten denken.

Ü: Langsam ausatmen, die Schädeldecke von hinten muskulär nach vorne denken und die Nase langziehen.

9 Übungen für das richtige Bewegen aus dem Schultergürtel; für die richtige Schulterhaltung

Der **Schultergürtel** wird gebildet aus dem rechten und dem linken *Schlüsselbein*, die vorne gelenkig mit dem Brustbein verbunden sind und allein die knöcherne Verbindung zum Körperstamm herstellen; weiters aus dem rechten und dem linken *Schulterblatt*, in dem sich außen oben die Gelenksfläche für den Oberarm befindet. Der Schultergürtel ist vorne beim Brustbein geschlossen und hinten zwischen den Schulterblättern offen (**Abb. 18**).

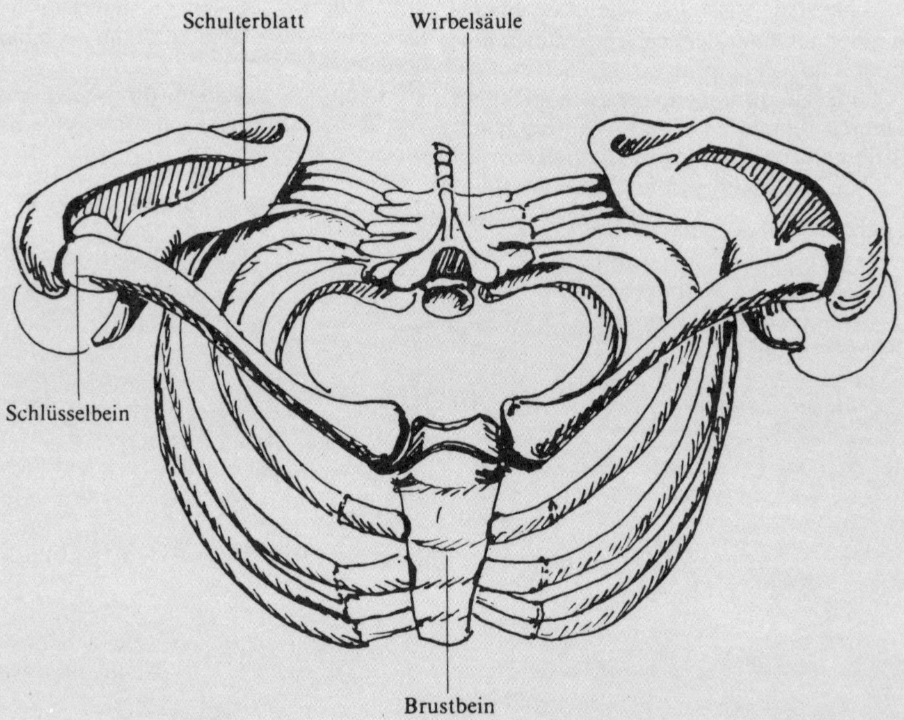

Abb. 18

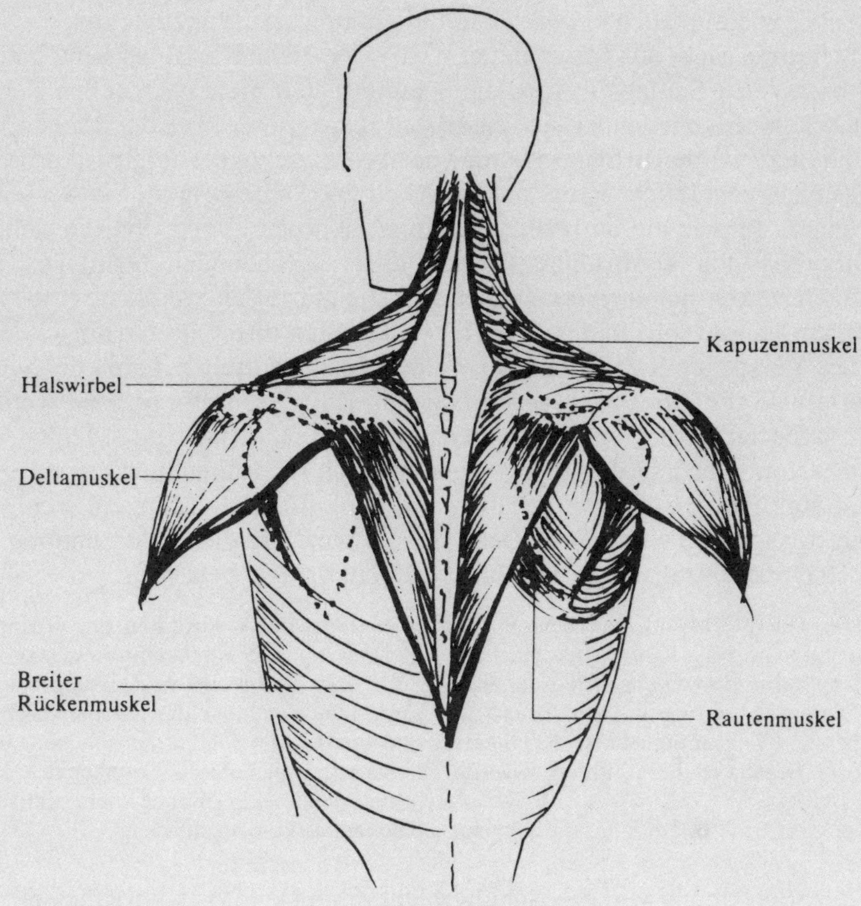

Abb. 19

Am Schlüsselbein und am Schulterblatt finden wichtige Muskeln ihre Ansatzstellen: für den Hals, den Nacken, die Arme, den Brustkorb und den Rückenbereich — Muskeln, die für die Bewegungen und die Haltung zuständig sind. Vom Nacken abwärts bis zu den Schultern außen und nach unten spitz zulaufend in Richtung Wirbelsäule, verläuft der *Kapuzenmuskel*. Vom Schlüsselbein abwärts bis zum Oberarm bedeckt der *Deltamuskel* die Schulter und gibt ihr die runde Form (**Abb. 19**).

Die nachstehenden Übungshinweise sind im Abschnitt 8 genauer beschrieben, es ist aber wichtig, auch bei der Schulterhaltung darauf hinzuweisen: Die Schultern nicht aus Gewohnheit nach oben ziehen, z.B. bei Kältegefühl, oder nach vorne Schieben. Auch die Schulterblätter nicht nach außen ziehen. Die Rückenmuskeln dehnen sich ansonsten aus, es rundet sich der Rücken, und die Schultern werden in dieser Haltung nach vorne gezogen, der Brustkorb wird eingeengt, die weibliche Brust sinkt ab. Dies sind keine gesunden und schönen Haltungen. Immer die aufrechte, geordnete Körperhaltung und die richtige Brustkorbhaltung kontrollieren! Auch diese aufbauenden Haltungen und Übungen wirken sich formerhaltend und festigend auf die weibliche Brust aus. In diesem Kapitel soll auf das **Tragen von Taschen und Paketen** hingewiesen werden. Versuchen Sie, die Last auf beide Arme aufzuteilen, damit der Schultergürtel und die Arme nicht abwärts gezogen und einseitig belastet werden. Denken Sie daran, die Schultern sollen nach hinten und nach unten zeigen, und wenn es vom Gewicht der Taschen her möglich ist, sollten die Oberarme ein wenig vom Körper entfernt gehalten und auch die Unterarme ein wenig im Ellbogen abgewinkelt werden. Das Gewicht wird aus dieser Armhaltung mit dem Oberarm getragen, die Schultern werden nicht so belastet.

Ü: Die Halswirbelsäule aufrichten und vorne auf den Hals-Kinn-Winkel achten. Die Unterarme abwinkeln, öfters langsam die Oberarme seitwärts vom Brustkorb abheben und langsam muskulär die Oberarme zum Brustkorb heranführen, wie ein Flügelschlag.

Ü: Die Oberarme öfters langsam abheben, beim langsamen Absinken der Oberarme gleichzeitig die Rückenmuskeln von der Seite links und rechts in Richtung Wirbelsäule langsam muskulär zueinanderführen und wieder die Oberarme abheben, beim langsamen muskulären Absinken der Oberarme gleichzeitig immer mehr aktiv die Rückenmuskeln mitführen.

Die folgende Übung von den Schulterblättern muskulär ausführen lassen:

Ü: Die abgewinkelten Arme seitwärts vom Körper abheben, öfters langsam die Schulterblätter von oben nach unten muskulär zueinanderführen, gleichzeitig werden die Oberarme in Richtung Brustkorb mitgeführt. Bei öfterem Üben immer mehr die Schulterblätter die Bewegung ausführen lassen, die Oberarme werden mitgeführt.

Beim Erlernen der Übungen nehmen Sie die gestreckten Finger zu Hilfe. Nicht am Körper, sondern darüber, in Höhe der Muskelzüge, z. B. bei den folgenden Übungen:

Ü: Die abgewinkelten Arme sind seitwärts abgehoben, die Ellbogen zeigen nach außen. Nun ziehen Sie mit den Fingern eine V-förmige Linie vom Brustbein unten schräg nach oben bis zu den Schultern nach außen, wie ein weit offenes »V«. Das ist die ungefähre Verlaufsrichtung des Kleinen Brustmuskels.

Ü: Vom Brustbein unten ziehen Sie gedanklich-muskulär je eine Linie links und rechts, langsam schräg nach oben zu den Schultern nach außen. Die Schultern ziehen sich dabei muskulär nach außen und nach unten, beim langsamen Loslassen wandern die Schultern nach vorne.

Ü: Mit den Fingern ziehen Sie vom Brustbein oben nach links und rechts über die Schlüsselbeine eine gedanklich-muskuläre waagrechte Linie bis zu den Schultern nach außen. Der Brustkorb oben weitet sich, und die Schultern sind vorne breit gehalten, beim langsam Loslassen ziehen sich die Schultern nach vorne.

Die beiden Übungen verbunden ergeben ein gedachtes Dreieck:

Ü: Auf den Hals-Kinn-Winkel achten!

Vom Brustkorb oben ziehen Sie eine waagrechte, gedachte muskuläre Linie zu den Schultern nach außen — und halten. Vom Brustbein unten ziehen Sie je eine Linie nach links und rechts gedanklich-muskulär schräg nach oben zu den Schultern außen, das Dreieck ist geschlossen. Der Brustkorb vorne ist muskulär breit gehalten, die Schultern sind nach außen und nach unten muskulär gehalten, und der Rücken ist schmal geformt. Oft üben, zur Belebung des Brustkorbes vorne.

Ü: Im Bereich des Rückens das Dreieck gedanklich muskulär führen. Die abgewinkelten Arme vom Körper abheben. Hinten von den Schultern außen ziehen Sie gedanklich-muskuläre Linien von links und rechts schräg nach unten zu den Schulterblattspitzen und weiter in Richtung Mitte zur Wirbelsäule. Gleichzeitig führen Sie die Arme zum Körper heran. Die Schultern sind nach hinten und nach unten gezogen, die Schulterblattspitzen tendieren zueinander. Der Brustkorb ist muskulär angehoben, vorne breit und hinten schlank gehalten, beim Loslassen der Linien ziehen sich die Schulterblätter auseinander.

Ü: In Schulterhöhe, von der Rückenmitte oben nach links und rechts, ziehen Sie gedanklich muskulär eine waagrechte Linie sanft nach außen zu den Schultern und weiter muskulär von außen schräg nach unten zu den Schulterblattspitzen und zur Mitte zueinander. Das Dreieck im Rücken ist muskulär gehalten. Beim langsamen Loslassen weitet sich der Rücken.

Eine gute Übung zum Beleben und Bewußtwerden der richtigen Brustkorb- und Schulterhaltung, die öfters auszuführen sich empfiehlt.

Ü: Die Schulterblätter unten zueinander- und hinunter- und zur Mitte, zur Wirbelsäule führen, aber gleichzeitig vorne die Bauchmuskeln hochziehen, da sonst ein Hohlkreuz geformt wird.

Ü: Vom Brustbein unten ziehen Sie nach links und rechts gedanklich-muskulär je eine Linie schräg nach oben zu den Schultern nach außen und weiter von den Schultern hinten außen links und rechts schräg nach unten zu den Schulterblattspitzen und zur Mitte; gleichzeitig die Bauchmuskeln hochziehen.

Ü: Die Körperhaltung aufrichten, die seitwärts abgewinkelten Arme etwas vom Körper abheben, die Unterarme und die Fingerspitzen weisen gestreckt nach vorne, die Handflächen zeigen nach unten. Die Bauchmuskeln hochziehen und halten. Über die Handaußenkante die kleinen Finger strecken, die Schultern außen langsam nach unten ziehen und gleichzeitig die Unterarme mit den Handflächen über die gestreckten kleinen Finger langsam nach oben drehen. Der Brustkorb und die Brust sind muskulär angehoben, der Rücken ist schmal. Beim langsamen Lösen die Handflächen nach unten drehen, die Schultern heben sich, der Rücken weitet sich, der Brustkorb und der Busen sinken ab.

10 Übungen zur bewußten Führung der Arme; Hand- und Fingerübungen

10.1 Der Oberarm und der Unterarm

Der **Oberarm** verbindet sich oben mit dem Schultergelenk und unten mit der Elle und der Speiche im Ellbogengelenk. *Elle* und *Speiche* bilden den **Unterarm**, dessen unteres Ende sich mit den Handwurzelknochen verbindet und einen Teil des Handgelenkes bildet. Kräftige Bänder schützen die Gelenke. Den Ober- und den Unterarm umhüllen *Muskeln*, die an der Beugung, an der Streckung und an den Drehbewegungen der Arme beteiligt sind (**Abb. 20**).
Bei den Übungen werden sanfte und belebende Bewegungen für die Schultern, die Ellbogen und die Handgelenke ausgeführt. Die Muskeln an den Schultern und den Ober- und Unterarmen bieten Schutz für die Gelenke und werden in ihren Bewegungsfunktionen harmonisch aktiviert.
Die Arme nicht kraftlos an den Schultern herabhängen lassen. Dabei zeigen die Handflächen nach hinten, und die Schultern sind nach vorne gezogen — von der Seite gesehen eine schlappe Haltung mit Rundrücken und vorgewölbtem Bauch. Es fehlt der muskuläre Halt.
Werden die Arme über den Schultern zum Kopf hin angehoben, sollte man besonders auf das richtige muskuläre Heben der Arme achten. Sie sollen sich oder jemand anderem beim Frisieren, beim Eincremen des Gesichts oder beim Schminken zusehen, auch beim Schließen einer Kette oder eines Kleidungsstückes hinten im Nackenbereich beobachten. Der Kopf mit der Halswirbelsäule wird dabei nach vorne geschoben. Dies deshalb, weil die Arme vor den Körper hochgehoben werden, die Ellbogen zeigen nach vorne. Der Brustkorb und die Brust werden eingeengt, die Schulterblätter sind auseinandergezogen, was zu einem Rundrücken beitragen kann. Außerdem werden im Stehen noch das Becken und der Bauch nach vorne geschoben. Diese Haltung sieht auch nicht sehr schön aus.
Die Bewegungen der Arme sollten von den Oberarmen ausgehen. So wie beim Gehen der Oberschenkel das Bein anhebt, so sollte beim Heben des ganzen Armes als erstes der Oberarm abheben, dann der Unterarm folgen, und zuletzt

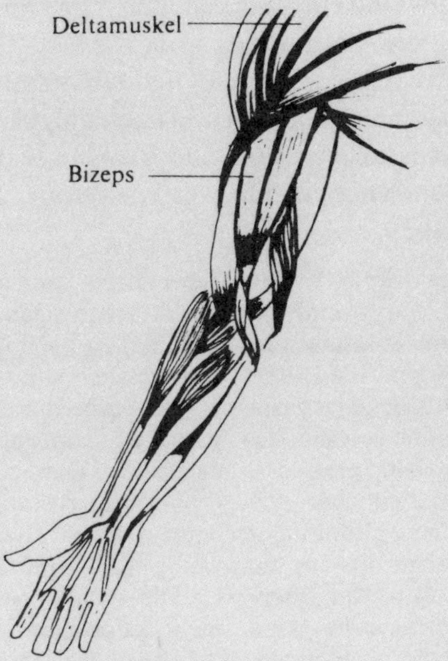

Abb. 20: *Die Muskelzügel des Ober- und Unterarms*

sollten die Hand und die Finger angehoben werden. Bei den Armbewegungen fließen die Muskelzüge bis zum Oberkörper, der häufig muskulär mitgeführt wird.
Wenn Sie vom Tisch oder Schreibtisch etwas wegnehmen oder jemandem etwas hinreichen, stets zuerst den Oberarm vom Körper abheben, anschließend den Unterarm nach vorne strecken.
Die Übungen mit den Armen und den Beinen kann man verbinden, z. B. wenn Sie mit dem Unterschenkel aus dem Kniegelenk schwingen, kreisen oder pendeln. So können Sie gleichzeitig mit dem Unterarm aus dem Ellbogengelenk die gleichen Bewegungen ausführen. Oder Sie schwingen, pendeln oder kreisen mit dem Oberschenkel aus dem Hüftgelenk und üben gleichzeitig mit dem Oberarm aus dem Schultergelenk. Das gleiche trifft auch auf die Fußübungen aus dem Sprunggelenk zu. Gleichzeitig kann die Hand aus dem Handgelenk die Übungen des Fußes mitbegleiten.
Auch die Übungen mit den Zehen, das Strecken, Beugen, Spreizen und das verschiedentliche Heben und Senken wie beim Klavierspielen, all das können Sie gleichzeitig auch mit den Fingern ausführen.

Genauso das Strecken über die Handaußenkante zum kleinen Finger. Auch hier können Sie gleichzeitig die Verbindung über die Fußaußenkante zur kleinen Zehe herstellen und selbst diese verschiedenen Übungen mit dem rechten Arm und dem linken Bein diagonal verbinden und auch umgekehrt. Es wird somit ein harmonisches Zusammenspiel von Bein und Arm hergestellt, das auch willentlich zu einer Ganzkörperübung gelenkt werden kann.

Ü: In aufrechter Sitzhaltung oder im Stehen weisen die Schultern nach hinten und unten. Als erstes die Oberarme langsam seitwärts in Schulterhöhe anheben, die Ellbogen weisen zur Seite, anschließend langsam die Unterarme und zum Schluß langsam die Hände anheben — die Arme sind gestreckt. Beide Mittelfinger zur Seite strecken und über die gestreckt gehaltenen Mittelfinger die Arme langsam nach oben drehen, die Handflächen zeigen nach oben. Nun öfters über die gestreckten Mittelfinger die Arme und Hände einmal langsam nach unten, dann nach oben drehen.

Ü: Die gleiche, seitwärts gestreckte Arm- und Handhaltung. Über die Handaußenkante die kleinen Finger strecken und über die gestreckten Finger die Arme einmal langsam nach oben, dann langsam nach unten drehen.

Ü: Sie drehen die Arme über die gestreckten kleinen Finger einmal langsam nach oben, dann nach unten. Oder, wenn die Handfläche hinunter zeigt, über die gestreckten Daumen langsam nach oben drehen. Öfters langsam die Arme mit den Handflächen nach oben drehen, die Daumen ziehen nach hinten unten, danach die Handflächen wieder nach unten drehen.

Ü: Die Arme sind seitwärts in Schulterhöhe gestreckt gehoben, die Handflächen zeigen nach oben. Die Schultern ruhig halten. Die gestreckten Arme in waagrechter Haltung beim sanften Hoch- und Tiefschwingen wenig nach vorne und nach hinten führen.

Ü: Die Arme sind in Schulterhöhe waagrecht angehoben und werden gestreckt gehalten, die Handflächen weisen nach oben. Die Schultern ruhig halten, mit gestreckten Armen langsam vorne hoch und nach hinten hinunter öfters kleine Kreise ausführen.

Ü: Die gleiche, in Schulterhöhe gestreckte Arm- und Handhaltung. Mit den gestreckten Armen und Mittelfingern seitwärts kleine querliegende Achterschleifen ziehen, die Schultern ruhig halten. Der Kreis beginnt vorne hoch, führt dann schräg nach hinten hinunter, steigt hinten wieder hoch und zieht schräg nach vorne hinunter.

Die folgenden Übungen beleben den Bereich der **Schulterblätter** und den **Schultergürtel**:

Ü: Die Unterarme seitwärts vom Körper anheben, die Ellbogen zeigen schräg nach unten, die Unterarme und die Hände mit den gestreckten Mittelfingern zeigen nach oben, die Handflächen weisen nach vorne. Mit den nach vorne zeigenden Handflächen öfters neben der Schulter langsam klein kreisen, am Körper aufwärts- und seitwärts hinunterführen.

Ü: Anschließend die Unterarme mit den Handflächen nach außen drehen. Mit den gestreckten Mittelfingern und den Händen öfters langsam vorne hoch und hinten hinunter klein kreisen.

Ü: Die Körperhaltung aufrichten, die Schultern nach hinten und unten halten. Langsam die Oberarme auf Schulterhöhe anheben, die Ellbogen weisen zur Seite, die Unterarme und die Hände hängen nach unten, die Schultern werden nicht angehoben und bleiben ruhig gehalten. Aus den Schultergelenken die Oberarme wenig auf- und abbewegen und während des langsamen Hoch- und Tiefschwingens aus dem Schultergelenk die Oberarme gleichzeitig wenig nach vorne und mehr nach hinten führen, dabei immer kleiner und langsamer auf- und abschwingen.

Ü: Die gleiche Armhaltung, die Schultern ruhig halten. Die Oberarme in Schulterhöhe beginnend wenig und langsam bewußt nach hinten führen und nach vorne lösen. Wieder die Oberarme nach hinten führen, lösen. Bei jedem Nach- hinten-Führen die Oberarme immer ein Stück tiefer absinken lassen, bis die Ellbogen nach unten zeigen. Der Rückenbereich wird dabei belebt. Von unten wieder langsam mit den Oberarmen nach hinten schwingen und dabei die Arme immer höher führen, bis zur Schulterhöhe.

Ü: Die Oberarme in Schulterhöhe anheben, die Unterarme abwinkeln, die Ellbogen zeigen nach außen, die Handflächen weisen zum Körper, die Schultern ruhig halten. Mit den Ellbogen seitwärts öfters langsam klein kreisen, vorne hoch und hinten hinunter. Die Schultern ruhig halten. Weiter mehrmals langsam aus dem Schultergelenk kreisen, bewußt mit den Oberarmen vorne hoch und hinten hinunter Kreise ausführen.

Sie können auch mit den Ellbogen in Schulterhöhe seitwärts außen langsam kleine Achterschleifen ziehen.

Anschließend öfters langsam nur mit den Schultern vorne wenig hoch- und bewußt hinten hinunter kreisen.

Ü: Die gleiche, in Schulterhöhe abgewinkelte Armhaltung, die Ellbogen weisen schräg nach hinten, langsam mit den Oberarmen vorne hoch und bewußt hinten hinunter kleine Kreise ausführen. Dabei langsam mit den Oberarmen kreisend absinken, bis die Ellbogen nach unten zeigen.

Öfters üben. Sie spüren, wie Sie Ihren Rücken von oben nach unten durch die Kreisbewegung beleben.

Ü: Die Oberarme langsam in Schulterhöhe anheben, die Unterarme und Hände hängen hinunter. Die Schultern und Oberarme ruhig halten. Aus den Ellbogengelenken öfters langsam mit den Unterarmen wenig pendeln, zur Seite hinaus- und zum Körper heranpendeln.

Ü: Mit den hängenden Unterarmen aus den Ellbogengelenken langsam klein kreisen. Nach vorne und außen nach hinten kreisen.

10.2 Die Hand und die Finger

Die **Hand** besteht aus den acht *Handwurzelknochen*, die in zwei Reihen angeordnet sind, und den fünf *Mittelhandknochen*, die gelenkig mit den *Fingergliedern* verbunden sind.
Die **Finger** bestehen aus je drei *Gliedern*, nur der Daumen hat zwei Glieder. Feste und starke *Bänder* verbinden Handwurzelknochen, Mittelhand und Finger (**Abb. 21**).
Das Handgelenk sollte nach allen Richtungen hin sehr beweglich sein. Der Daumen ist der kräftigste Finger und für die Greifbewegungen der Hand von Bedeutung.
Durch die Greifbewegungen und auch aus Gewohnheit sind die Finger meistens nach innen gekrümmt, die Hand verharrt immer mehr in der Beugung. Es gibt oft Schwierigkeiten, die Finger zu strecken. Das feste Halten eines Lenkrades oder eines Gerätes auf länger Zeit kann zu Muskelverkrampfungen führen. Sanfte, entspannende, mehrmals untertags ausgeführte Übungen sind gut für die Durchblutung und Kräftigung der Muskeln, die Belebung der Bänder und bieten Schutz für die Gelenke. Die Hände und Finger bleiben beweglicher und behalten ihre Form.
Die Form, die Haltung und die Bewegungen Ihrer Hände und Finger sind für jedermann sichtbar. Sie können vieles aussagen und manches verraten über Ihr Befinden und Ihr Verhalten, z. B. bei Ärger und Zorn die geballte Faust oder bei Schmerzen die zusammengekrümmten Finger. Bei verkrampften Menschen sieht man meistens die verkrampfte Handhaltung. Bei glücklichen, zufriedenen und in Harmonie lebenden Menschen ist auch die Handhaltung offen und gelöst.
Wenn jemand Trost braucht oder wenn ein Mensch aus Trauer oder Enttäuschung weint, kann durch die Berührung der Hand viel Kraft gegeben werden. Wie gut ist das beruhigende Streicheln der Hand! Die Hand greift, betastet und befühlt, die Hände unterstreichen auch die Sprache mit ihren Gesten. Schenken Sie auch Ihren Händen mehr Aufmerksamkeit, nicht nur durch die Pflege, sondern durch bewußtes Üben.
Die teuerste Creme, der teuerste Nagellack helfen nichts, wenn Hände und Finger nicht schön gehalten, elegant bewegt werden.
Übungen mit der Hand und den Fingern sind überall und zu jeder Zeit auszuführen. Ob auf Reisen, im Flugzeug oder im Theater oder beim Spazierengehen, selbst im Auto, im Stau und bei Rot an der Kreuzung, in einer kurzen Pause können und sollen Sie üben.

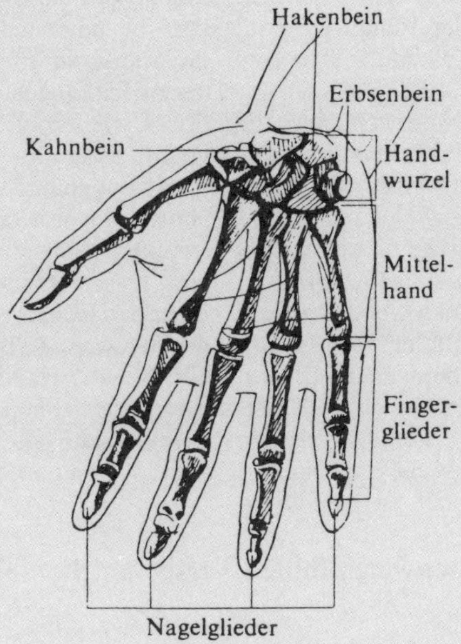

Abb. 21: *Das Skelett der Hand*

Ü: Die Hände, die das Lenkrad halten, ab und zu öffnen, die Hände und die Finger strecken.
Ü: Die Finger beider Hände einzeln und der Reihe nach langsam strecken und langsam die Streckung loslassen.
Ü: Den Daumen langsam strecken und langsam lösen, den Zeigefinger langsam strecken und langsam lösen, den Mittelfinger langsam strecken und langsam lösen, den Ringfinger langsam strecken und langsam lösen, den kleinen Finger langsam strecken und langsam lösen. Alle Finger gleichzeitig langsam strecken und langsam lösen.
Ü: Die Hände und Finger strecken und halten. Mehrmals mit den gestreckten Händen und Fingern langsam aus den Handgelenken kreisen. Die Kreisrichtung beginnt in der Mitte nach oben, außen hinunter kreisen. Beobachten Sie dabei Ihre Hände und Finger, sie sollten während des Kreisens gestreckt bleiben. Aus den Handgelenken ziehen Sie mit den Händen langsam mehrmals querliegende Achterschleifen, wobei sie die Handflächen einmal nach oben drehen und einmal nach unten.
Ü: Die Finger beider Hände bleiben gestreckt. Öfters langsam die Finger gestreckt auseinanderspreizen, langsam die Finger zueinanderführen und schließen.
Ü: Mit den gestreckten Fingern beider Hände der Reihe nach einzeln mehrmals langsam kreisen. Die Kreisrichtung in der Mitte hoch, außen hinunter:
mit den gestreckten Daumen
mit den gestreckten Zeigefingern
mit den gestreckten Mittelfingern
mit den gestreckten Ringfingern
mit den gestreckten kleinen Fingern.

Genauso können Sie mit jedem einzelnen gestreckten Finger beider Hände langsam Achterschleifen ziehen, ebenfalls eine gute Übung.

Ü: In Brustkorbhöhe berühren einander die gestreckten Fingerspitzen beider gestreckten Hände, die Ellbogen weisen waagrecht zur Seite. Von den Fingerspitzen beginnend, drücken Sie alle Finger bis zum ersten Fingergelenk langsam aneinander bis zum zweiten Fingergelenk und weiter bis zu den Fingergrundgelenken (Ballen der Hand). Alle Finger sind nun aneinandergedrückt. Nun drücken Sie langsam die ganze Handfläche aneinander. Die Ellbogen bleiben seitwärts. Langsam öffnen Sie die Handflächen. Alle Finger sind noch aneinandergedrückt. Öffnen Sie langsam der Reihe nach nun die untersten Fingerglieder, dann nur die mittleren Fingerglieder, anschließend bis zu den Fingerspitzen. Auch diese Übung öfters wiederholen.

Ü: Bei jedem Finger jedes einzelne Gelenk öfter beugen und bewußt langsam strecken. Halten Sie mit einer Hand bei jedem gestreckten Finger einzeln das mittlere Gelenk fest. Versuchen Sie öfters, besonders im ersten Gelenk, die Fingerspitzen bewußt und langsam zu beugen und zu strecken.

Ü: An jeder Hand einzeln und öfters jeden gestreckten Finger auf und ab bewegen, anschließend alle gestreckten Finger, wie beim Klavierspielen.

Wenn sich die Hände schwer anfühlen, versuchen Sie sie durch folgende Übung zu beleben:

Ü: Die Arme seitwärts anheben, die Handflächen weisen zum Körper, die Finger zeigen nach oben. Die Finger nicht gebeugt halten. Aus den Handgelenken öfters fächelnde oder winkende Bewegungen ausführen, zunächst kräftiger, dann immer sanfter. Das Blut fließt durch die fächelnden Bewegungen aus den Fingern und den Händen weiter in Richtung Herz.

11 Übungen für die richtige Haltung der Halswirbelsäule; richtige Kopfhaltung und Kopfbewegung

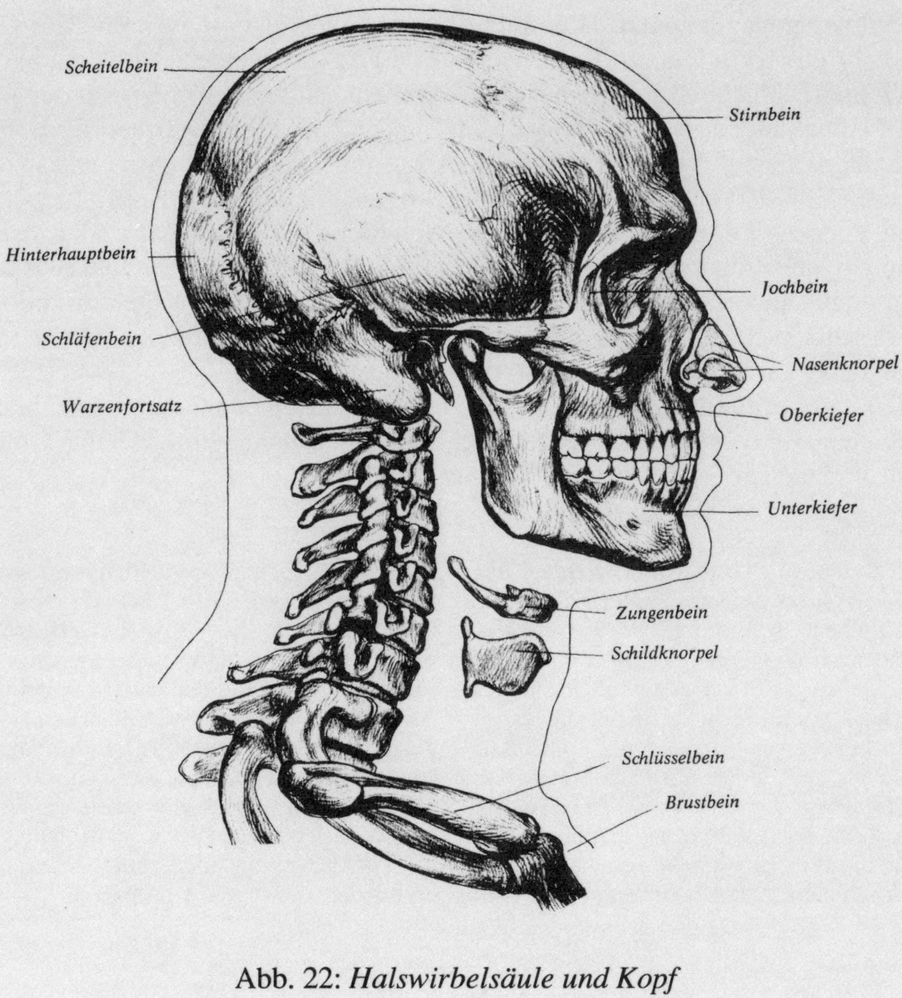

Abb. 22: *Halswirbelsäule und Kopf*

Die **Halswirbelsäule** besteht aus sieben Wirbeln und trägt den Kopf. Sie wird aufrecht und gerade gehalten, der Kopf soll nicht als Last der Halswirbelsäule, sondern in harmonischem Gleichgewicht getragen werden (**Abb. 22**).
In einer schlechten, zusammengesunkenen Sitzhaltung und auch im Stehen ist der Kopf nach hinten, belastend abgesunken, das Kinn wird dabei nach vorne geschoben und angehoben. Der Hals (Platysma) wird vorne ausgedehnt, die Halswirbelsäule hinten zusammengedrückt und gekrümmt. Lassen Sie den Kopf nicht nach hinten oder nach einer Seite hin absinken. Sie hören jemandem zu, der vis-à-vis von Ihnen leise spricht, oder Sie selbst sprechen zu jemandem, der Ihnen gegenübersitzt: Hier kann man beobachten, wie während des Gesprächs das Kinn und der Kopf nach vorne gezogen werden, vielleicht auch, weil man schlecht hört. Alle diese Gewohnheitshaltungen werden mit der Zeit zu Fehlhaltungen. Bei schlechter Hals- und Kopfhaltung werden die Bandscheiben belastet, die Nerven für Kopf, Arme und Schultern können nicht so frei und ungehindert aus der Wirbelsäule austreten. All dies kann Kopfschmerzen und Verspannungen im Nacken, in den Schultern und in den Armen auslösen.
Die Übungen mit der Halswirbelsäule sind aufbauend, belebend und muskelstärkend. Denken Sie so oft wie möglich daran, die Halswirbelsäule zu ordnen und sanft von hinten und nie von vorne in die Streckung zu führen; die Halswirbelsäule aber nicht überstrecken.
Die muskuläre Streckung zum »edlen, langen Nacken« und beim Lösen in die gehaltene Beugung führen, die »kurzer Nacken« genannt wird. Bei den Übungen sind die Lippen leicht geöffnet und lächeln.

Ü: Die sieben Halswirbel werden über Bodenkontakt aus den Schultern von hin-ten der Reihe nach Wirbel für Wirbel senkrecht sanft nach oben gezogen — zum »langen Nacken«. Die Stirn zeigt senkrecht und gerade nach vorne, nicht das Kinn nach vorne schieben. Langsam loslassen. Den Kopf dabei nicht nach hinten absinken lassen.
Ü: Langsam und sanft die sieben Halswirbel der Reihe nach senkrecht nach oben strecken, der Hals ist zum »langen Nacken« aus den Schultern gezogen, immer auf den Hals-Kinn-Winkel achten, wieder langsam lösen. Wenn dieses sanfte Strecken und Lösen der Halswirbelsäule wiederholt ausgeführt wird, entsteht eine Nickbewegung wie beim »Ja, ja«-Nicken. Bei der sanften Streckung der Halswirbelsäule aufwärts über den Schädel nach vorne wird die Stirn herabgezogen; sie ist senkrecht gehalten, das ist der »lange Nacken«. Beim Loslassen zieht die Stirn wieder nach oben und der Kopf nach hinten: die Nickbewegung, der »kurze Nacken«, ergibt sich.

Nachfolgende Übungen sind **Passagieren** eines **Fahr- oder Flugzeuges**, sogar **Autolenkern** besonders zu empfehlen:

Ü: Beim langsamen Lösen der Halswirbelsäule nach dem Ja-ja-Nicken den Kopf weder nach vorne noch nach hinten über die Halswirbelsäule absinken lassen. Sie können auch über die Halswirbelsäule das sanfte Ja-ja-Nicken mit dem Kopf langsam in Richtung linker Schulter und zurück in Richtung rechter Schulter ausführen. Dabei nicht zu Boden schauen, der Blick bleibt geradeaus gerichtet. Die Lippen leicht geöffnet halten und lächeln.

Ü: Über die geordnete Körperhaltung und die von hinten muskulär aufgerichtete Halswirbelsäule — dabei immer auf den Hals-Kinn-Winkel achten und geradeaus blicken — versuchen Sie, langsam und sanft nach links und rechts den Kopf zu wenden, wie ein langsames Nein-nein-Deuten, aber dabei immer aus der aufgerichteten Wirbelsäule. Sehr oft üben.

Ü: Körperhaltung korrigieren, die Halswirbelsäule sanft von hinten aufrichten, die Stirn zeigt gerade nach vorne, langsam und sanft einmal rechts, einmal links die Halswirbelsäule zur Seite in Richtung Schultern neigen. Der Kopf wird mitgeführt: ein sanftes Deuten wie »Ich weiß nicht« oder »Vielleicht«, so als würden Sie den Bewegungen des Scheibenwischers mit dem Kopf folgen.

Ü: Aus der geordneten, aufrecht gehaltenen Halswirbelsäule — die Stirn zeigt gerade nach vorne — zeichnen Sie langsam mit der Stirn kleine Kreise und wechseln dabei langsam die Kreisrichtung.

Ü: Die Halswirbelsäule von hinten nach oben muskulär sanft aufrichten. Langsam schauen Sie einmal rechts zum Fenster hinaus oder zu Ihrem Sitznachbar, dann langsam den Kopf links drehen und zum Fenster oder zum Sitznachbar schauen. Auch in verschiedene Richtungen blicken. Langsam rechts und links schräg nach vorne blicken, dann in die Weite, darauf auf etwas in der Nähe.

Ü: Langsam und sanft die Halswirbelsäule von hinten nach oben strecken und halten. Die Stirn zeigt senkrecht und gerade nach vorne. Achten Sie auf den Hals-Kinn-Winkel.

Ü: Nun deuten Sie, mit muskulär aufgerichteter und geordneter Halswirbelsäule, mit der Stirn langsam und bloß ein bißchen »Nein-nein«. Öfters mit der Stirn langsam »Nein-nein« deuten.

Ü: Im Sitzen über Bodenkontakt die Körperhaltung ordnen, die Schultern bleiben nach hinten und nach unten gezogen. Auf den Hals-Kinn-Winkel achten.

Ü: Die Halswirbelsäule langsam und sanft einmal rechts nach oben strecken und langsam loslassen, dann links langsam nach oben strecken und langsam loslassen. Es entsteht eine bewußte, klein geführte, sanfte Seitwärtsneigung der Halswirbelsäule und des Kopfes in Richtung Schultern nach rechts und nach links, ein Deuten, wie »Vielleicht« oder »Ich weiß nicht«.

Ü: Bodenkontakt, aufrechte Körperhaltung, die Halswirbelsäule wird geordnet, auf den Hals-Kinn-Winkel achten, die Stirn zeigt senkrecht nach vorne. Nun hören Sie einmal mit dem rechten Ohr senkrecht von oben, der Nacken wird rechts gestreckt, langsam loslassen. Dann hören Sie mit dem linken Ohr senkrecht von oben, die linke Nackenseite ist gestreckt, langsam loslassen.

12 Übungen zur Festigung der Gesichtsmuskulatur; der Augen und Augenmuskeln; von Kiefer, Mundraum und Kinn, Zunge und Ohren

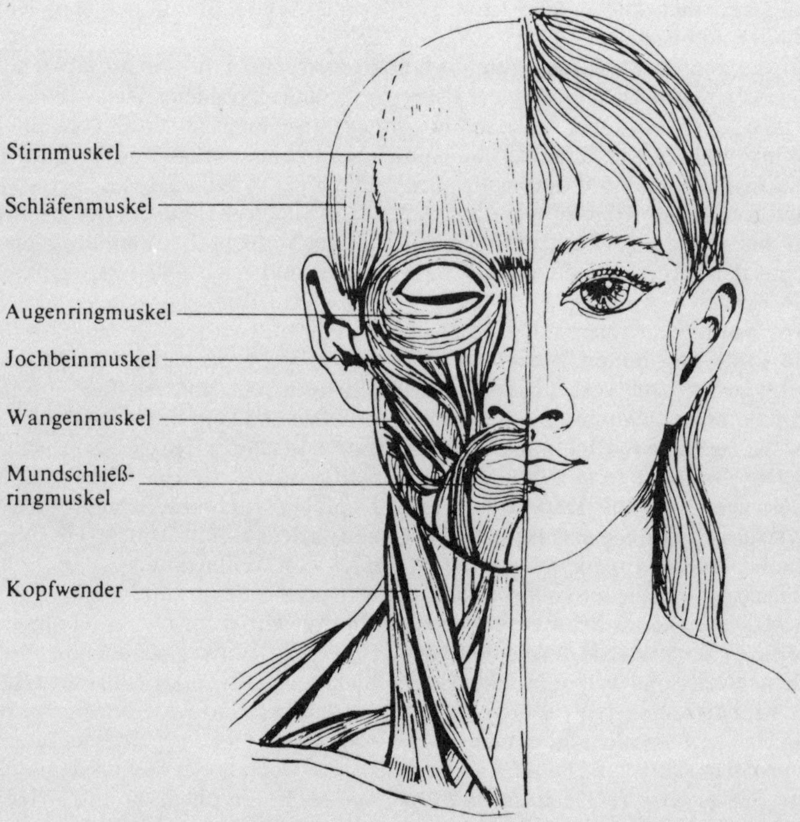

Abb. 23

Das **Gesicht** ist die Ausdruckszone Ihrer Gefühle und Ihres Befindens. Es kann auch eine Fehlhaltung zeigen. Der Gesichtsausdruck kann ernst, traurig, finster, grimmig, überheblich, schlaff, aber auch heiter, fröhlich, lustig, glücklich, strahlend, sanft, straff sein. Kontrollieren und beobachten Sie (bei Tätigkeiten) öfters im Spiegel Ihr Gesicht. Bei Konzentration werden die Augen und die Augenbrauen zusammen- und die Stirn in Falten gezogen. Dabei werden die Lippen oft zusammengepreßt. In dieser nicht schönen Gesichtshaltung ist man deswegen nicht konzentrierter, sondern das Gesicht wird dabei immer mehr in Falten gezogen, die sich durch das Zusammenziehen und Schieben der Gesichtsmuskeln in die gleiche Richtung in der Haut bilden.
Der *Bodenkontakt* und die *geordnete Körperhaltung*, mit aufrechter Lenden-, Brust- und Halswirbelsäule, sind Voraussetzungen für eine richtige Kopfhaltung. Über das Beleben und muskuläre Aktivieren der Gesichtsmuskeln werden die Konturen des Gesichts gefestigt, die Durchblutung angeregt. Bei den Übungen werden keine Grimassen gezogen, sondern die Gesichtsmuskeln werden aus der Ordnung aktiviert, so daß der Gesichtsausdruck der mimischen Muskeln zur positiven Ausstrahlung geformt wird.
Für die *Gesichtsmuskelübungen* sind das *Ordnen* und *Formen* im Gesicht die Grundvoraussetzungen:
Das Gesicht ruhig halten, nicht verziehen und verkrampfen, dabei keine Falten ziehen.
Die Augen sind bewußt geöffnet und nicht zusammengezogen, denn das führt zu Falten an den Schläfen. Die Augenbrauen nicht in die Höhe ziehen, sonst wird die Stirn in Querfalten gezogen. Die Augenbrauen nicht zusammenziehen, denn das führt zu senkrechten Falten zwischen den Brauen. Die untere Gesichtspartie, das Kinn, nie nach vorne schieben, der Kopf sinkt sonst nach hinten ab, und die Halswirbelsäule wird gekrümmt oder zusammengedrückt. Vorne wird der Halshautmuskel (Platysma) gedehnt, die Gesichtsmuskeln tendieren nach unten. Auch die Körperhaltung sinkt ab.
Die Stirn zeigt gerade und senkrecht nach vorne, die Halswirbelsäule ist muskulär aufrecht und gerade gehalten, und auch der Hals-Kinn-Winkel ist richtig geformt.
Wenn die Lippen fest geschlossen sind, ziehen die Mundwinkel nach unten, und die Oberlippe wird schmal; das ist keine schöne Mundhaltung. Den Mundringmuskel nicht eng zusammenziehen oder gar pfeifen. Bei dieser Mundhaltung bilden sich kleine Falten um die Lippen. Die Lippen sollen nicht verspannt, sondern leicht geöffnet und weich sein, lächeln. Die Mundwinkel sollen gerade oder nach oben zeigen, Sie sollten sie immer muskulär nach oben denken.

Obwohl es manchmal schwerfällt zu lächeln, versuchen Sie es dennoch! Es wirkt befreiend und lenkt von manchem Kummer oder Zorn ab. Mit einem Lächeln, das vom Herzen kommt, beeinflussen Sie Ihren Körper positiv, alle Muskelbewegungen werden harmonischer.

Sie können es selbst testen: Schwingen Sie mit Ihren seitwärts gestreckten Armen langsam einige Male auf und ab; zunächst einmal mit einem herzlichen Lächeln: die Arme schwingen leichter. Wenn Sie die gleiche Armbewegung aber mit ernstem Gesicht und geschlossenen Lippen ausführen, bewegen sich die Arme schwerer. Oder Sie können lächelnd gehen: dann ist der Gang leicht. Gehen Sie jedoch mit ernstem Gesicht und geschlossenen Lippen: der Gang wird schwerer.

Das **Kinn** soll *nicht verspannt* sein, da sonst die seitliche Gesichtsmuskulatur, die Wangen und die seitliche Mundpartie absinkt, sondern muskulär locker sein. Dann können die Mundwinkel und die Wangen hinauf, und die Lippen sind weich und locker.

Sehr wichtig ist das *muskuläre Halten des* **Unterkiefers.** Durch das Nachlassen der Muskelaktivität wird im zunehmenden Alter der Unterkiefer durch die Schwerkraft nach unten gezogen. Daher ist bewußtes Kauen, Sprechen, Singen sehr gut wirksam zum Beleben der Gesichtsmuskeln und der Muskeln der Kiefergelenke.

Die folgenden Übungen aus einer geordneten und aufrechten Körperhaltung und mit einem Lächeln ausführen. Beim langsamen muskulären Abheben und beim Zurückschieben des Unterkiefers können Sie verschiedene Muskelzüge beobachten:

Ü: Die Wangen werden angehoben, die Beckenhaltung und die Bauchmuskeln geordnet und aktiviert, bis vom verstärkten Bodenkontakt aufwärts auch der »Nacken lang« gehalten ist. Beim langsamen Loslassen des Unterkiefers können Sie beobachten, wie sich die Muskelzüge im Körper lösen. Diese Übung bedarf einiger Praxis, daher öfters ausführen.

Ü: Aufrechte und geordnete Körperhaltung einnehmen, auf den Hals-Kinn-Winkel achten, die Lippen und der Unterkiefer sind leicht geöffnet. Den Unterkiefer millimeterweise, langsam und bewußt, muskulär zum Kiefergelenk hinauf anheben und langsam in Richtung Ohr zurückführen. Beim langsamen Loslassen können Sie den Abwärtszug spüren. Oft üben.

Ü: Den Unterkiefer langsam muskulär nach hinten schieben und anheben, die Halswirbelsäule ist gestreckt »langer Nacken«, beim langsamen Lösen »kurzer Nacken«.

Ü: Ihren Unterkiefer hinten im Bereich der Mahlzähne muskulär nach oben führen und nach hinten in Richtung Ohr denken.

Ü: Die Lippen und der Kiefer bleiben leicht geöffnet. Mit Ihren Mahlzähnen beißen Sie hinten gedanklich-muskulär langsam auf einen gedachten Widerstand. Sie spüren, wie sich die Schläfen festigen. Bewußtes Kauen aktiviert Ihre Gesichtsmuskeln.

Wenn die **Zunge** träge im Mundboden liegt, hängt auch der Unterkiefer, er ist muskulär nicht gehalten, die Zunge ist in Beugung. Wenn Sie schlucken, ist die Zunge am Gaumen in Streckung. Die Übungen mit der Zunge festigen Gaumen und Kiefer und die untere Kinnpartie. Sie sind gegen ein Doppelkinn einzusetzen.

Ü: Die Zungenspitze liegt innen auf den unteren Schneidezähnen. Die Lippen und die Kiefer sind leicht geöffnet. Sie drücken den Zungenbogen gegen den Gaumen und breiten die Zunge auf dem Gaumen muskulär zur Seite und nach hinten in Richtung Schlund aus. Die Zunge ist in Streckung der Nacken ist »lang«. Langsam loslassen.

Ü: Die gleich Zungenhaltung. Sie führen mit der Zunge eine langsam saugende Bewegung am Gaumen aus, beginnend von vorne am Gaumen nach oben und weiter nach hinten, der Nacken ist »lang«. Langsam loslassen.

Denken Sie öfters daran, im Sitzen, im Stehen oder im Liegen die Zunge an den Gaumen zu drücken. Dies hat eine festigende Wirkung auf die Gesichtsmuskeln, von den Wangen bis hin zu den Schläfen. Im Stehen spüren Sie genau die muskuläre Verbindung zum Fußgewölbe, das angehoben ist. Wenn die Zunge am Mundboden liegt, dann läßt auch die Spannung der Fußwölbungen nach.
Unsere **Augen** werden immer mehr belastet durch aufmerksames und konzentriertes Schauen, bei verschiedenen Lichtreizen, beim Autofahren, im Büro durch stundenlanges Schreiben auf der Schreibmaschine. Die gleiche Blickrichtung wird sehr oft lange eingehalten, vor allem beim konzentrierten Arbeiten vor dem Computer, der eine bestimmte Größe hat. Das heißt, das Auge schaut konzentriert in einen nicht sehr großen Bildschirm, man merkt und sieht nicht, was sich über, unter oder links und rechts neben dem Computer befindet, das Blickfeld wird verkleinert.
Das gleiche trifft auf das für das Auge nicht erholsame Fernsehen zu. Auch hier wird durch das bewußte Schauen auf verschiedene Handlungs- und Lichteffekte nicht bemerkt, was rund um den Fernsehapparat geschieht. Auch hier verkleinert sich das Blickfeld, die Muskeln für die Lider erschlaffen mit der Zeit. Außerdem kann angestrengtes Schauen zu Verspannungen im Nacken- und Schulterbereich führen. Daher sind die Übungen mit den Augen sehr zu empfehlen. Wenn es möglich ist, üben Sie im Freien und auch auf Reisen. Das Grün der Natur tut den Augen gut und wirkt beruhigend. Bei den Übungen nah und weit schauen, Sie können mit Ihrem Blick zu verschiedenen Zielpunkten zwischen Sträuchern, Bäumen, Wäldern, Blumen und Blättern weit und nah schauen.
Die Übungen kräftigen die Augenmuskeln, lassen die Augen größer erscheinen und wirken einer Schlaffheit der Muskeln um die Augen entgegen. Auch die

Augen können vieles über Ihre Stimmung und Ihre Persönlichkeit aussagen und haben durch ihre Führung einen muskulären Einfluß auf Ihr Gesicht. Daher nie mit fadem oder langweiligem Blick vor sich hinsehen. Dies prägt Ihr Gesicht, und auch die Muskeln um die Augen erschlaffen mit der Zeit.

Die folgenden Übungen sind belebend für die Augen, daher sehr oft und täglich üben, auch beim **Autofahren** und vor dem **Computer** und **Fernsehapparat**:

Ü: Halten Sie Ihre Augen bewußt geöffnet, die Augenbrauen nicht in die Höhe ziehen. Die Oberlider langsam und muskulär nach oben und gedanklich weit nach hinten ziehen, die Stirn ruhig halten, langsam loslassen, oft üben.

Ü: Bei weit geöffneten Augen denken sie Ihre Pupillen langsam zu den äußeren Augenwinkeln hin, langsam loslassen.

Ü: Denken Sie, Sie führen Ihre äußeren Augenwinkel muskulär schräg nach oben zum Haaransatz, langsam loslassen.

Ü: Ohne den Kopf zu bewegen, bewußt und langsam in die Ferne blicken und langsam ganz nah blicken, und wieder langsam weit und langsam nah blicken, langsam nach links und langsam nach rechts blicken, dann langsam hinauf und langsam hinunter blicken und auch in verschiedene Richtungen. Üben Sie den Weitwinkelblick, erweitern Sie Ihr Blickfeld und stärken Sie die Muskeln um die Augen. Wenn Sie in Augenhöhe geradeaus schauen, sollten Sie bewußt langsam alles links und rechts, oben und unten, um sich herum wahrnehmen, ohne daß Sie den Blick in eine dieser Richtungen lenken. Sehr oft und täglich üben.

Ü: Mit den Augen öfters in eine Richtung langsam Kreise zeichnen und die Kreisrichtung wechseln. Die Kreise größer und kleiner, nah und weiter entfernt ziehen. Versuchen Sie, mit den bewußt geöffneten Augen zu strahlen, wie ein Lächeln mit den Augen. Sie werden merken, wie das ganze Gesicht vom Strahlen Ihrer Augen erfaßt wird. Die Lippen können dabei nicht fest geschlossen sein, sondern sie beginnen zu lächeln.

Ü: Ohne den Kopf zu drehen, schauen Sie bewußt mit weit geöffneten Augen langsam nach links und nach rechts, in die Nähe und in die Ferne. Ohne den Kopf und die Augenbrauen dabei zu heben, mit den Augen langsam hinauf und langsam hinunter schauen.

Alles, was an Ihren Augen rechts und links während der Fahrt an Ihnen vorbeizieht, Bäume, Häuser, Landschaften usw., versuchen Sie mit weit geöffneten Augen aus Ihren Augenwinkeln wahrzunehmen, aber der Blick ist und bleibt geradeaus gerichtet.

Ü: Versuchen Sie, bewußt mit den Augen in eine Richtung langsam zu kreisen, die Kreisrichtung zu wechseln und die Kreise einmal kleiner und einmal größer auszuführen. Mit den Augen nah und in der Ferne kreisen.

Ü: Mit den Augen Achterschleifen ziehen. Die Achterschleifen mit den Augen von innen beginnend nach außen und hinauf zeichnen.

Hier nun Übungen zur Entlastung der Augen von Menschen, die vor den **Bildschirmen von Computern** arbeiten:

Ü: Achten Sie auf den Hals-Kinn-Winkel. Ohne den Kopf zu bewegen, schauen Sie nun vom unteren Computerrand in einer geraden Linie langsam weit nach rechts, bis Sie die Bewegung im Augenwinkel spüren, dann in einer geraden Linie weit nach links.

Ü: Das gleiche über den oberen Computerrand. In gerader Linie einmal weit nach rechts und dann weit nach links schauen.

Ü: Schauen Sie, ohne den Kopf zu bewegen, langsam den rechten Computerrand in einer senkrechten Linie weit hinunter und wieder hinauf. Das gleiche mit dem linken Computerrand.

Ü: Rahmen Sie mit den Augen den Computer ein, der Kopf wird dabei ruhig gehalten. Sie beginnen von unten hinauf langsam um den Computer zu schauen, dann die Richtung ändern. Sie können immer größere Kreise in beiden Richtungen ziehen.

Ü: Schauen Sie von der rechten unteren Ecke des Computers langsam diagonal über die linke Ecke nach oben und von der linken unteren Ecke zur rechten oberen.

Ü: Schauen Sie, ohne den Kopf zu bewegen, langsam weit über den Computer hinweg, als würde ein Weg zu einem weit entfernten Wald führen. Den Weg zum Computer langsam wieder heranschauen, langsam weit weg schauen und wieder heranschauen.

Ü: In aufrechter Sitzhaltung und mit richtiger Kopfhaltung ziehen Sie mit Ihren bewußt geöffneten Augen einen hohen Bogen langsam nach oben von einem Augenwinkel zum anderen.

Verkrampfen Sie nicht, sonder entspannen sie Ihre **Stirn**. Versuchen Sie, die Stirn gedanklich-muskulär nach oben in den Haaransatz zu glätten, ohne die Augenbrauen mitzuheben. Oder Sie glätten gedanklich-muskulär die Stirn von der Mitte nach links und rechts zur Seite hin.

Ü: Von der Nasenwurzel über den Nasenrücken ziehen Sie Ihre Nase gedanklich-muskulär lang herunter, die seitlichen Kinn- und Gesichtsmuskeln, die Mundspalte, die äußeren Lidspalten und die äußeren Augenbrauenenden muskulär hinaufführen. Die Lippen sind leicht geöffnet.

Ü: Oder Sie denken die Gesichtsmitte nach unten und führen gedanklich-muskulär die seitlichen Gesichtspartien hinauf.

Folgende Übungen soll die *Längsfalten*, auch Zornfalten genannt, zwischen den Augenbrauen glätten:

Ü: Die inneren Augenbrauen muskulär auseinanderziehen. Sie können dabei die Finger zu Hilfe nehmen. Die Mittelfingerkuppen innen auf die Augenbrauen legen und ganz sanft mit den Fingern versuchen, die Augenbrauen auseinanderzuführen, bis Sie die Übung ohne Hilfe der Finger allein muskulär mit den Augenbrauen ausführen können.

Ü: Denken Sie Ihre Augenbrauen außen langsam muskulär schräg noch oben zum Haaransatz. Oft üben.

Das **Ohr** dient nicht nur dem Hören, es birgt auch das Gleichgewichtsorgan, das für die Aufrechterhaltung des Körpergleichgewichts zuständig ist. Viele Berufe, am Arbeitsplatz und in lauter Umgebung, unterliegen oft einem Dauerlärm. Die Ohren werden selbst in der Freizeit einer großen Lärmbelastung ausgesetzt, Die Stereoanlage wird laut aufgedreht, die Jugendlichen tragen stundenlang Kopfhörer auf den Ohren oder halten sich in Diskotheken bei lauter Musik auf. Mit der Zeit kann es zu Gehörschäden kommen. Die Ohrenübungen regen die Durchblutung in diesem Bereich an, Sie lernen wieder bewußt leise Töne hören, ein Vogelgezwitscher, die Regentropfen, eine leise Melodie, oder Sie vernehmen, wie der Wind sanft durch die Bäume gleitet und die Blätter rauschen. Nehmen Sie sich Zeit für die Übungen mit den Ohren. Langsam üben!

Ü: Die Ohren gedanklich langsam weit öffnen und bewußt hören.
Ü: Den Gehörgang öffnen und von weit entfernt hören.
Ü: Sie denken, Sie hören von weit oben — langsam lösen.
Ü: Sie denken Sie hören von weit hinten— langsam lösen.
Ü: Ziehen Sie die Ohren langsam muskulär nach hinten — langsam lösen.
Ü: Ziehen Sie die Ohren langsam muskulär nach oben — langsam lösen.

Diese Übungen straffen das Gesicht:

Ü: Die Ohren muskulär langsam nach hinten ziehen und weit von hinten hören — langsam lösen.
Ü: Die Ohren muskulär langsam nach oben ziehen, die Ohren nach oben spitzen und langsam von oben hören — loslassen.

Mit der **Nase** beginnt und endet die **Atmung**. Die Außenluft wird in der Nase gereinigt, erwärmt und beginnt in den Körper weiterzufließen.

Ü: Die Nasenflügel beweglich erhalten. Ziehen Sie die Nasenflügel langsam muskulär weit auseinander, langsam loslassen. Ziehen Sie die Nasenflügel langsam muskulär weit auseinander und gedanklich-muskulär weiter nach außen in Richtung Ohren, langsam loslassen.
Ü: Nehmen Sie beim Erlernen der Übung einen Finger zu Hilfe. Die Mittelfingerkuppe sanft auf die Nasenwurzel legen, die Bewegung über den Nasenrücken mit den Fingern mitbegleiten. Oben von der Nasenwurzel beginnend muskulär über den Nasenrücken hinunterziehen und weiter muskulär bis zur Nasenspitze und bis zum Nasensteg — »Nase lang«. Gleichzeitig sollten seitwärts willentlich und bewußt die Wangenmuskeln aufwärtsziehen. Beim langsamen Loslassen gleitet die Mittelfingerkuppe über die Nase hinauf bis zur Nasenwurzel — »Nase kurz«.
Ü: Den Nasenrücken langsam muskulär lang hinunterziehen, die Augenbrauen außen und die äußeren Augenwinkel musku-

lär schräg hinauf in Richtung Haaransatz ziehen. Muskelzug langsam loslassen. Nasenrücken kurz.
Ü: Die Lippen sind leicht geöffnet, den Muskelzug langsam über die Nase hinunter und weiter über die Kinnmitte ziehen, gleichzeitig bewußt und willentlich die seitlichen Kinnmuskeln, die Mundwinkel und die Wangenmuskeln, auch die äußeren Augenwinkel und die Augenbrauenenden muskulär hinaufführen. Das Gesicht ist seitlich angehoben — »Nase lang«, und auch der Nacken ist »lang«. Beim langsamen Lösen geht der Muskelzug in der Gesichtsmitte hinauf, die seitlichen Gesichtsmuskeln sinken hinunter, die Nase und der Nacken sind kurzgezogen.
Ü: »Nase lang« —seitliche Gesichtsmuskulatur wird willentlich im muskulären Aufwärtszug gehalten.
Ü: »Nase kurz« — die seitlichen Gesichtsmuskeln tendieren nach unten.

Sie können diese Übungen mit dem *Ausatmen* verbinden:

Ü: Bodenkontakt halten, den Fersendruck verstärken, beim langsamen Ausatmen Muskelaufwärtszug über die Lenden-, Brust- und die Halswirbelsäule führen, weiter über den Kopf und die Schädelhaube nach vor zur Stirn, bis Nase und Nacken »lang« sind. Die Gesichtsmuskeln, auch die Ohren und die äußeren Augenpartien, sind nach oben muskulär gehalten, der ganze Körper ist in Streckung, das Ausatmen ist beendet. Langsam mit dem Einatmen den Muskelzug über »Nase kurz« zu »Nacken kurz« führen — loslassen.

Wenn Sie die Übungen mit den Gesichtsmuskeln regelmäßig ausführen, dann wird sich eine deutlich sichtbare, muskulär straffende Verbesserung im Gesicht zeigen. Daher planen Sie die Übungen in Ihren Tagesablauf ein.
Vergessen Sie nicht auf das verschönernde und positive »Lächeln«.

Sachregister

Ismakogie von A–Z

Brigitta Horatschek/Roman Horatschek

Fit durch Ismakogie

Richtig sitzen, stehen und bewegen

Ein Übungsbuch für den Alltag

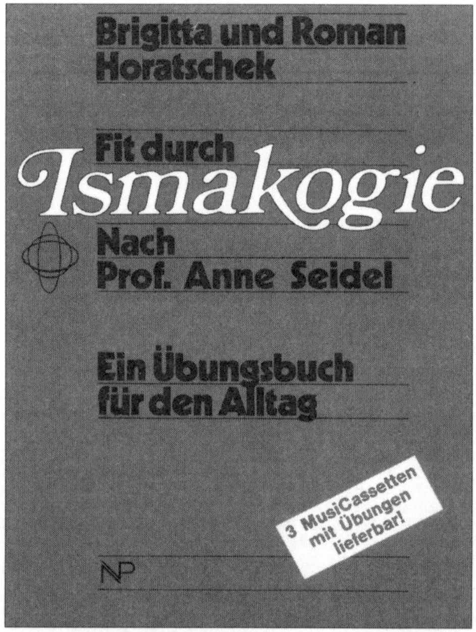

5. Auflage
176 Seiten mit zahlreichen Illustrationen; Broschur
öS 198,–/DM 29,80/sfr 29,80/; ISBN 3 85326 780 7

Ismakogie nach Prof. Anne Seidel ist eine Haltungs- und Bewegungslehre, ein Muskeltraining für den Alltag.
Die Ismakogie umfaßt Gesundheitsübungen für den gesamten Körper, von den Füßen beginnend, über Beine, Bauch und Wirbelsäule zu den Schultern und Armen und schließlich die Schönheitsübungen im Gesicht.
Sie erlernen die richtige Körpergrundhaltung, wie z. B. Sitzen, Gehen, Stehen, und wie Sie sich dazu richtig bewegen sollten. All das geschieht unter Berücksichtigung der richtigen Atmung.
Der große Vorteil der Ismakogie ist, daß sie weder an Ort, Zeit noch Alter und Kleidung gebunden ist. Viele zivilisationsbedingte Beschwerden, wie Haltungsschäden, Verspannungen im Schulter- und Rückenbereich, oder Kopf- und Kreuzschmerzen werden gelindert oder beseitigt.
Der Aufbau des Buches erfolgt nach dem jeweils 15 Doppelstunden umfassenden Trainingsprogramm. Zahlreiche Illustrationen ermöglichen ein müheloses Nachvollziehen der angeführten Übungen.

Drei MusiCassetten zum Buch!

Preis je Cassette: öS 228,–/DM 32,–/sfr 32,–; Spieldauer: je 90 Min.

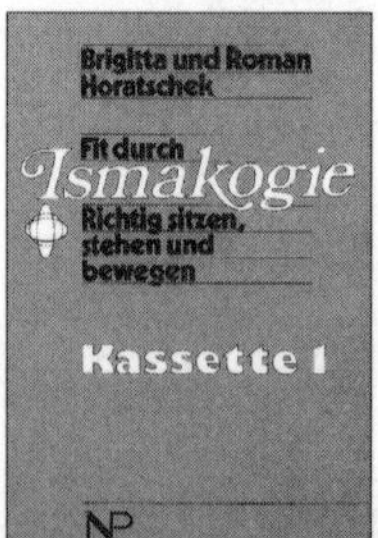

Einführung – richtige Sitzhaltung – richtiges Aufstehen und Niedersetzen – Übungen für Füße, Zehen, Hüftgelenk, Oberschenkel

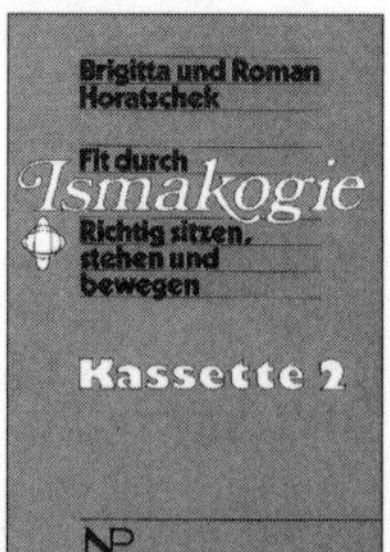

Übungen für Oberschenkel, Becken, Bauchmuskulatur, Wirbelsäule, Atmung, Rückenmuskulatur, Arme und Finger

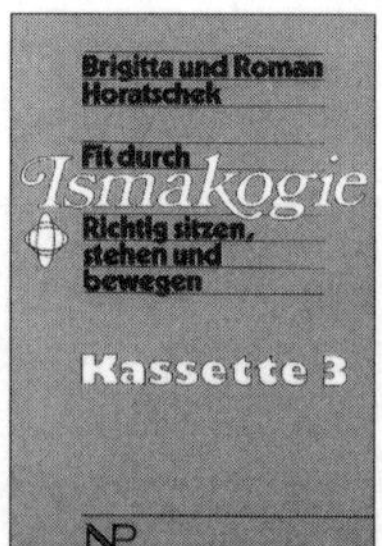

Übungen für Halswirbelsäule, Kopf, Augen, Kiefer, Lippen, Kinn, Zunge, Gesichtsmuskulatur, Ganzkörperübungen